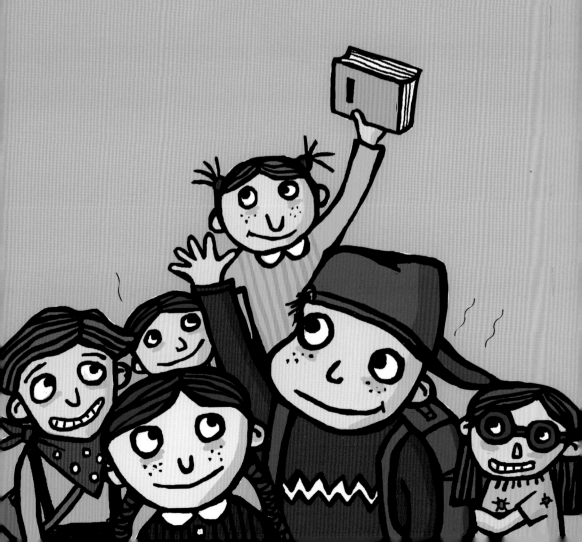

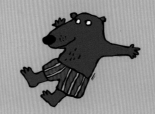

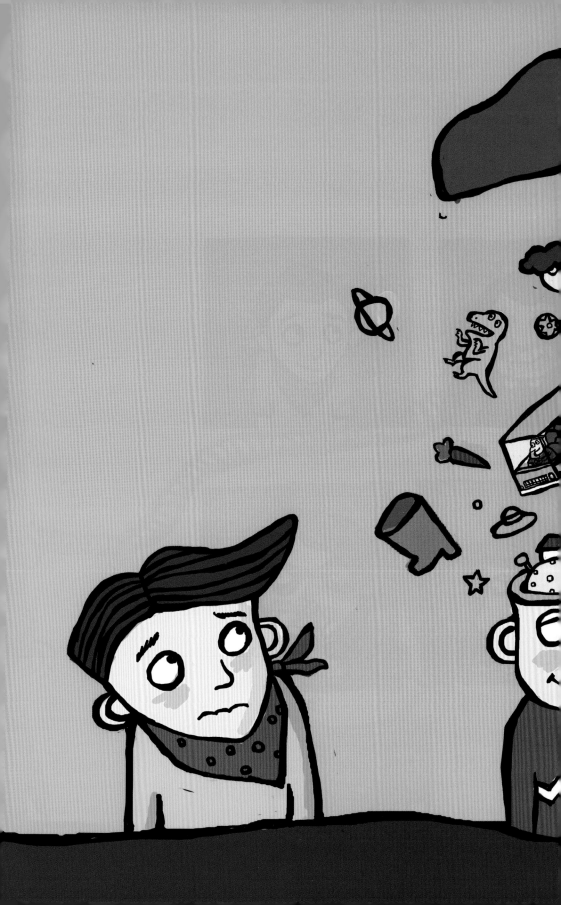

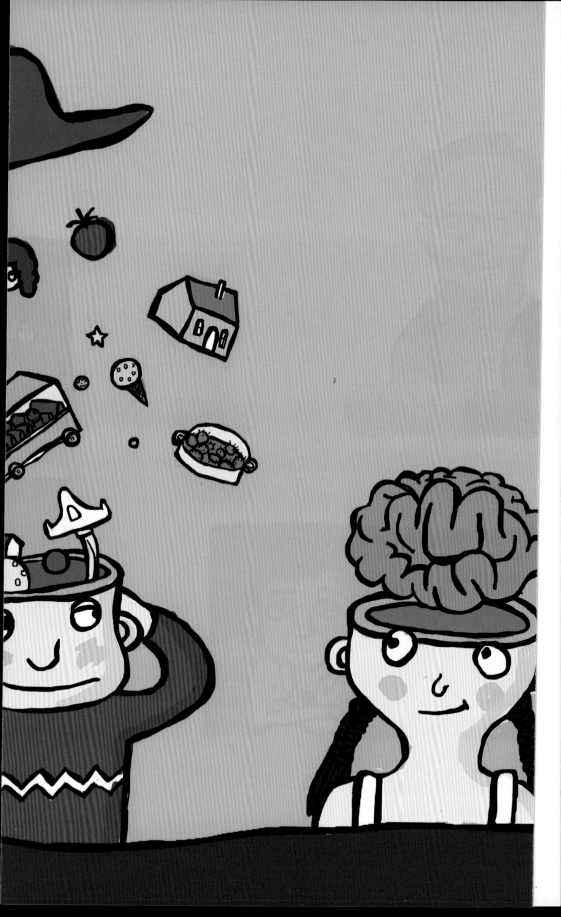

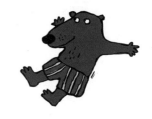

与中国院士对话

大脑奥秘知多少

脑科学初探

杨雄里　闫蓉姗　编写
海　波　秦　畅

华东师范大学出版社

与中国院士对话

丛书编写委员会

褚君浩　龚惠兴　贺林　刘佳　刘经南　亓洪兴　钱旭红　秦畅

田汉民　王海波　武爱民　薛永祺　闫蓉姗　杨雄里　杨云霞

叶叔华　朱愉　邹世昌

（按姓氏音序排）

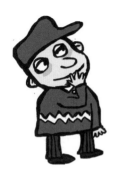

写在前面

　　"海上畅谈"工作室的推出，是我作为广播人的一个梦想。信息传播技术日新月异，新技术带来的传播方式的改变，给传统媒体如报纸、期刊、广播、电视等以超出想象的冲击。在互联网技术崛起、移动终端设备改变大众阅读习惯的时代，数家报刊无奈宣布停刊，多数传统媒体寻求转型。传统媒体会死吗？这是许多新闻人的疑问。广播这样一种历史悠久的、"古老的"、传统的媒体形态，在互联网技术的冲击下，非但没有消失，反而在动荡中异军突起，展现出活泼的生命力，这虽出乎世人的预料，但也在情理之中。今天，广播节目的丰富多彩，与广播人多年来的不懈奋斗是分不开的，广播人在一次次的新技术冲击中，始终抓住信息内容，以新技术带动节目内容的创新，主动求新求变，在技术裂变中寻找到了更多的机会。

　　新时代，面对"建设具有全球影响力的科技创新中心"的战略要求，媒体人该如何做？如何为营造"大众创业、万众创新"的社会氛围尽一份责？媒体能否在形式、内容的传播方法和手段上实现"自我创新"？让支持创新、宽容失败的理念"随风潜入夜"？"海上畅谈"节目试图回答这些问题。

　　基于此，我们独家策划了"创新之问·小学生对话中国院士"系列广播节目，试图为上海科创中心建设培育创新沃土。这档节目的初衷，是想请中国院士来和小学生一起畅谈当前有趣的科普话题。我们认为，小学阶段的孩子，有旺盛的好奇心和求知欲，他们的念头千奇百怪，他们的问题独特刁钻，那么让在学术领域已成大家的院士们和童言无忌的小学生进行科学启蒙式的对话，会不会出现无法预料的惊喜呢？

有了这样的想法，我们尝试着请中国院士来为小学生进行科普，出乎意料地顺利，院士们纷纷表示支持，这一节目得以顺利完成。就节目谈话内容来说，大院士们给小朋友谈的并不是特别尖端前沿的科学，而是更偏向于基础的工程学，偏向于如何用科学探索去引领技术突破，继而带动产业升级，最终服务全人类。不积跬步，无以至千里，科学探索的道路漫长而艰辛。院士们以自身的成长经历为例，为孩子讲自身"学"的故事，引导他们去养成一种"思"的习惯。

院士为孩子们讲的科学知识，不光是理论研究的内容，而且还结合我国现有的产业现状，让孩子们能切实感受到产业现状，了解专业学科的背景知识，启蒙他们的职业意识，让孩子们知道科技强国的梦想务必得立足实际。

近 90 高龄的知名天文专家叶叔华院士代表科学界首次宣布了我国参与世界探索太空的巨型望远镜计划。"海上畅谈"率全国之先，成为最先披露此消息的节目。钱旭红院士讲述了自己小时候动手

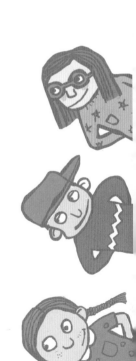

拆闹钟的故事，让孩子们对勤动手勤动脑有了更贴切的体会。邹世昌院士在现场严肃认真的模样，让孩子们感受到科学家老爷爷的气场。贺林院士讲述遗传基因的现场十分热闹，他和孩子们讨论双胞胎为啥那么像这个话题时乐翻全场。一场场妙趣横生、充满智慧的对话，打造了一场场听觉盛宴！院士们不拘泥于传统科普刻板的知识灌输，充分展现了个人魅力，拉近了对话者之间的距离。对话中，孩子们大胆向院士们抛出一系列童言无忌、天马行空的问题，院士们耐心接招，甚至坦言"不知道"，并以此激励孩子们自己去想，去探索。听者不仅惊讶于现在小学生的知识面，也为院士们呵护每一个孩子至为珍贵的探索精神而感动。

当然，不光是小学生，还有初中生，他们也对科普知识十分渴求。

这样生动的对话在节目结束后我们依然不能忘怀，我们希望有更多的孩子能听到院士们的话。于是有了我们这套"与中国院士对话"丛书。在各位参与院士的支持下，我们将节目谈话的知识内容加以系统化地扩展，以文字的形式配上插图，更清晰更形象地展示学科领域的基础知识。在知识内容编写的过程中，一群年轻的、奋斗在各科研领域一线的博士们加入到编写队伍中，他们梳理了谈话涉及的领域知识，补充了相关的专业内容，让这套丛书的科学性更立体、知识性更充实。本套丛书的插图选自"视觉中国"、"全景"等专业图库，力求图文并茂地为孩子们展现知识内容。

　　杨雄里院士在节目中说道："科学就是跟新的东西打交道，要不断地创新。"我们把这套丛书献给孩子们，希望他们在成长的道路上能探索一个又一个的秘密，并以此为乐。

"海上畅谈"节目

2017 年 2 月 26 日

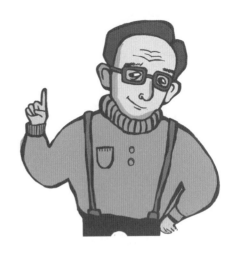

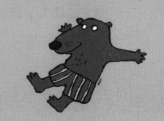

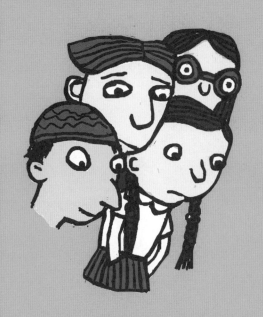

学生

VS

院士

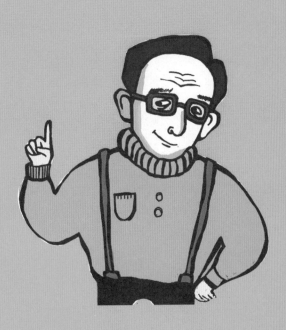

目录

/017

人有多聪明，其实科学家也不知道

探索大脑的奥秘，就是把一个秘密搞清楚了，发现下面隐藏着一个更深的秘密，所以，探索大脑的秘密是一条无穷无尽的道路！

面对小学生的麻辣问题，大科学家说得最多的是"I don't know"。

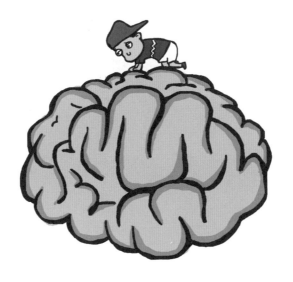

/051

脑和记忆的关系，说不清也道不尽

　　有些鱼类的记忆只有短暂的几秒钟，而人类的记忆有时候可以保持几十年，是否是记忆存储能力的差异造就了智慧的人类？记忆是"刻骨铭心"还是在我们大脑中刻下深深的"烙印"？是什么决定了我们记忆的长短？有关大脑和记忆的奥秘说不清也道不尽。面对接踵而来的问题，脑科学家是怎样回答的呢？

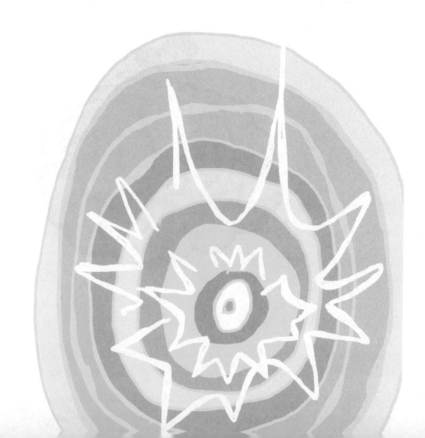

/069

大脑与生命体的关系，还有待进一步研究探索

大脑的潜力到底有多大？人的聪明程度跟大脑神经系统发育有关吗？人的智力水平是由什么决定的呢？这些问题，科学家并不能给出确切的答案，还等着大家一起去研究探索。

/085

人类对脑与神经系统的认知进阶之路

尽管人类一直渴望了解脑，但是真正用科学的方法来研究脑还是近 200 年的事。研究充满艰辛和曲折，对脑高级认知功能（心智）的探究将是未来脑科学研究的重点。

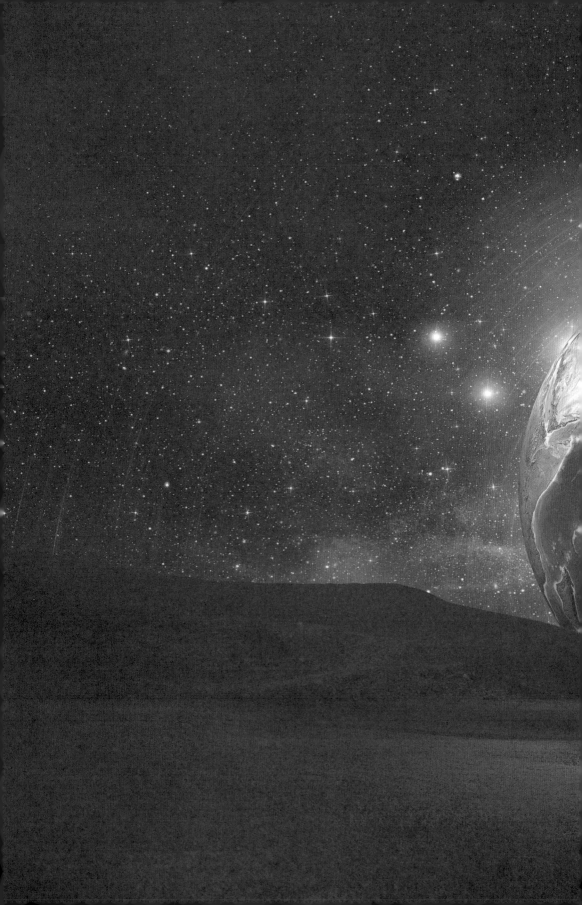

科学让每一天都是新的

（图片来源：视觉中国）

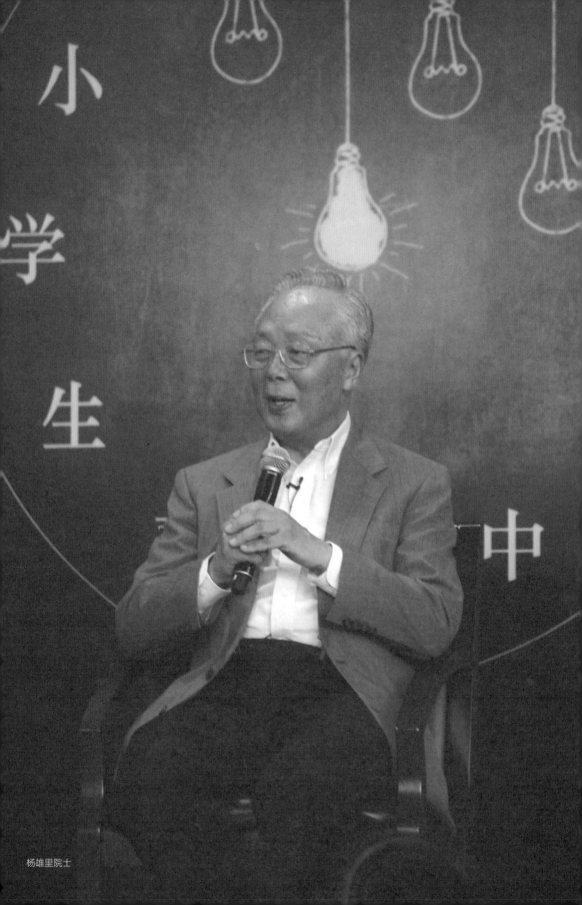

小

学

生

中

杨雄里院士

小 时候我有很多理想，想长大后当运动员，想长大后当作家，但我最终选择了把科学研究作为一生的事业。这是因为，科学就是要有所发现，总是能和新东西打交道，科学让每一天都是新的。

海波：

同学们，你们好。我是海波。我们这套"与中国院士对话"丛书是特意为你们准备的。我们邀请了在科研领域一直奋斗的大科学家来给你们讲讲他们的成长故事，给你们讲讲你们最想知道的科普知识。这些大科学家的成长故事，既有趣又能激励你们早早立志，没准儿，你们中间的谁，以后也能成为大科学家。

秦畅：

我是秦畅，坐在我旁边的就是今天要和同学们对话的杨雄里院士。

杨雄里

中科院院士（1991），发展中国家科学院院士（2006），神经生物学家，中国脑计划的积极创议人和推动者之一。1941年10月14日生于上海，1963年毕业于上海科技大学，1982年在日本获得博士学位。复旦大学教授，脑科学协同创新中心主任，脑科学研究院学术委员会主任，《辞海》副总主编，"Progress in Neurobiology"国际顾问编委，国内外多所大学荣誉教授或客座教授。曾任中国科学院上海生理研究所所长（1988–1999），中国生理学会理事长（1988–2002），《生理学报》主编（1988–2002），《中国神经科学杂志》主编（1996–2005），973项目"脑功能和脑重大疾病的基础研究"首席科学家（1999–2004），复旦大学神经生物学研究所所长（2000–2010），脑科学研究院院长（2006–2009）。在视网膜信号传递处理及其机制研究方面取得了若干重要成果，已发表学术论文250余篇，专著、译著多册。曾获中科院自然科学一等奖、教育部自然科学一等奖、上海市自然科学一等奖，何梁何利基金科技进步奖，上海市科技精英（1991）。

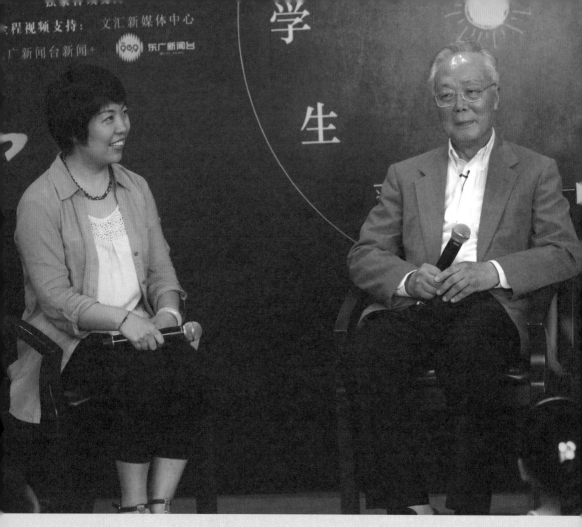

秦畅与杨雄

科学让每一天都是新的

同学们好！见到你们就使我回忆起多少年之前，我跟你们一样年龄的时候，我在做什么、在想什么，现在和大家一起分享一下！

要不断地战胜自我

像你们这么大的时候啊，我是个"皮小孩"。我记得，在读小学的时候，老是因为上课爱讲话，爱做小动作被老师批评。我也有点贪玩，那个时候，我们玩的花样和现在的孩子大不一样。一到下课，我就跟同学在操场上玩斗蟋蟀、打乒乓球、踢毽子等等。有一次，下课了，我跟一个要好的同学在操场上玩斗蟋蟀，玩得入了迷，完全没有注意到上课铃都已经响了很久。结果，当回到教室时免不了受班主任批评了。

 秦畅：

杨雄里院士是中国科学院院士，著名的脑科学专家。他先后在日本、美国等地留学深造。据说杨爷爷小时候性格内向不善言谈，还有些贪玩，但后来他读到了一本受用一生的小说，让他意识到成功就是不断地战胜自己的弱点和不足。深受这本书启迪的杨爷爷最终凭借自己的努力成了受人敬仰的科学家。

我们很想知道，成为大科学家的您，小时候有什么特别的、与众不同的经历，您是怎样走上科学研究道路的？

学生：

哇，那您小时候学习成绩好吗？

　　我读小学的时候，学习成绩不算顶尖的，大概就是老师常说的那种孩子，聪明但是聪明不放在学习上吧。不过，我有一个特点，就是不服输，好胜心比较强。有一次，我参加一场体育比赛，为了取胜拼尽全力，发着高烧也不肯放弃比赛。赛后去医院一查，竟然是急性肺炎，病了两个多月。病好以后回到学校，恰好遇上期末考试，因为在病床上耽误了两个月，功课落下了一大堆，结果自然不理想，语文、算术两门主课不及格。这可怎么办？按学校的规定，要留级了。但是在一个星期里，我把落下的功课都补上了，利用补考的机会，两门主课都取得了很好的成绩，终于还是跟着同学们一起升上了五年级。

　　到我小学毕业的时候，我遇到了人生中第一次挫折。那个时候，小学升初中是要考试的。我平时功课还不错，所以家里人和自己都有很高的目标，要考一流的公立学校——育才中学。在考试的时候，我十分自信，觉得题目都很容易；考算术的时候我根本没有验算，第一个就交卷了。张榜公布的那天是令人难忘的。我站在雨中，无数次在榜上寻找自己的名字。当我终于意识到自己失败的时候，心里有着说不清的难过，同时也很愧疚。我平时有一股子"倔"劲儿，不肯轻易认输的，游戏、比赛输了，都想下一次努力赢回来，但小升初考试是没有下一次的。这件事情给我留下了深刻的教训，我明白了，做什么事情都要拼尽全力，因为有的事情是没有机会"重头来过"的。

进了初中后，我读到了一本对我人生影响非常大的书，苏联的一本小说《古丽雅的道路》，那本书在当时曾风靡一时。书中的主人公古丽雅有倔强的性格、坚忍的毅力，在人生的道路上一个台阶一个台阶往上攀登，最后牺牲在抗击德国法西斯的战斗中。这位女英雄在我成长的过程中对我起到了榜样的引领作用。在初中阶段，我就像换了一个人一样，爱好文学、爱写作文，做数学题时也不会像小时候那样一挥而就，而是做完题后会仔细检查一遍。可以说，从初中开始，我就慢慢地懂得一个道理，要想取得成功，就要不断地发现自己的弱点，并及时地克服它们。

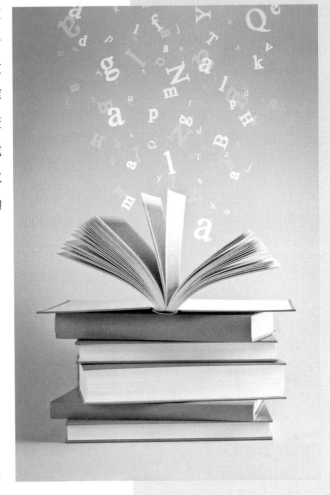

阅读对人生影响很大
（图片来源：视觉中国）

把科学创新作为一生的追求

学生时代，我有很多理想。我对体育运动非常感兴趣，对各项运动的世界纪录了然于心。我曾经想当一个运动员，但是因为种种原因最终还是没有选择这条道路，不过我一直很热爱运动，到现在我还保持良好的锻炼习惯。所以小朋友们，我建议大家多培养对体育的爱好，生命在于运动嘛！

上了高中后，我既喜欢数理化，又对文学感兴趣，那时最强烈的业余爱好就是看各式各样的文学作品。我读过的不仅有中国的古典文学名著，也有许多外国文学名著，读得如饥似渴。正是多种多样的文学作品为我打开了认识世界的窗口。我从这些书里学到很多知识，也学着去思考人生的问题。我读了那么多文学书，心里自然是想着要当文学家的，当然了，这个文学家还是没有当成，但我对文学的爱好是至今都没有变过的。

我那时候也看了很多科学家的传记，最后我选择了科学作为我一生的事业，为什么搞科学呢？

杨雄里：

哪位同学来猜猜，我为什么会选择科学？

学生：

我猜是因为您喜欢追求真理。

杨雄里：

这个目标太宏伟了，当时我还没这么想。

学生：

我猜您是看了科学家传记，受了其他科学家的影响。

杨雄里：

对，这是一个因素，我的确受到了人类历史上那些伟大科学家故事的影响。但这还不是最主要的原因。你们还能继续猜猜吗？

学生：

我觉得很多科学家做出了很多非常棒的发明，为人类做出了贡献，您想为人类做贡献，所以想当科学家。

学生：

我猜是因为您有太多的问题还没解答出来，想自己去探寻奥秘。

学生：

那个时候我们国家科学很落后，需要多一点的科学家来创造发明。

谢谢同学们，你们说的都非常好。我当时其实想得很简单，就是科学总是和新的东西打交道，这个跟做一般的作业并不一样，科学要有所发现，总是跟新东西打交道。

正是抱着这样一个朴素的念头，我选择了科学作为我一生的事业。那么为什么我从事生命科学呢？我还记得那是因为当时我受了两位科学家的影响。我读高中的时候，读到一本译自俄文的《知识就是力量》的科普杂志，有一位苏联的科学院院士曾经说过，如果说20世纪是物理学的世纪，那么，毫无疑问，21世纪就是生命科学的世纪。还有一位就是原来复旦大学的教授，遗传学家谈家桢院士，他也说过类似的话，因此我选择了生命科学作为我一生的事业。

1963年9月，我从大学毕业以后到中国科学院上海生理研究所工作。我很幸运，一到生理所就师从视觉研究专家刘育民先生。刘先生指导学生非常严格，要求学生大量阅读理论专著。我对先生的要求没有半点懈怠，一边阅读一边做笔记，正所谓不动笔墨不读书嘛！经过这样的大量阅读后，我自己感觉到知识的积累确实上了一个台阶，有点得意，心里想，这样先生会满意了吧。但是，我并没有等来先生的赞美。我清楚地记得，有一天，刘育民先生跟我谈话："我知道你读书不错、头脑清楚，但我发现，你比较习惯坐着看书，缺少动手做实验的习惯。我们是搞实验生物学研究的，不动手实验怎么行？"这段话，我记了一辈子，终身受用不尽。

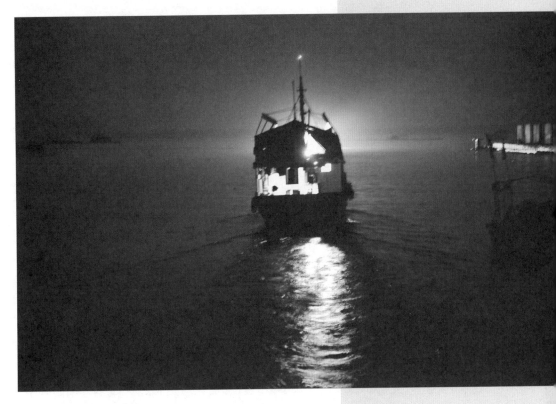

灯光捕鱼现场
（图片来源：视觉中国）

有趣的灯光捕鱼

　　这里我要给同学们讲个有趣的故事，这是我在 1970 年代做的一项研究。钓鱼大家可能都玩过，可是渔民是怎么抓鱼的，有没有同学知道？

杨雄里：

渔民是怎么抓鱼的，有没有同学知道？

学生：

撒网抓鱼。

学生：

把船开到海上，用钓竿钓鱼。

杨雄里：

同学们都讲得不错，但是，大家是否知道"灯光捕鱼"呢？

学生：

不知道。

沿海一带的渔民在实践中发现，有些海鱼在黑夜里有趋光性，他们就用灯光来引诱海里的鱼，等把鱼都吸引过来后再把这些鱼一网打尽。这是在实践中摸索出来的好方法。但是他们提出了以下两个问题：

一是，夜间捕鱼时，在海水里放什么颜色的灯最能吸引鱼群呢？

二是，每个月满月前后，月光最亮的那几天，灯光捕鱼的效果不好，这是为什么呢？又该怎么解决？

科学家是干什么的？科学家就是要对这些习以为常的事情进行新的观察，新的思考。为了深入了解"灯光捕鱼"是怎么一回事，我们必须要分析大量的一手数据。于是，我和同伴们就跟着渔民一起出海捕鱼。海上风浪特别大，船在海上摇来晃去，还没开始捕鱼呢，人就开始晕船、呕吐。即使这样，我和我的同伴们仍坚持在每天夜里进行观察、记录。

同学们都听说过生物电这个名词吧，你们也可能见过脑电图和心电图，这里我要告诉你们，用光照射眼睛，也会使视网膜神经细胞产生电信号，把它记录下来，就能得到所谓的视网膜电图，可以用它来分析动物的视觉系统的许多生理特性。

当时我们为了找出海鱼对哪种光更敏感，想了很多办法。我们做实验要使用活鱼作为实验模型，因此，首先要设法让海鱼在离开海水后能活得更久一点，以便收集更可靠的数据。其次，为了我们的实验数据更准确，我们要跑很多渔场，采集尽可能多的数据。我们还要测试不同颜色的光，根据视网膜电图波形的变化来分析鱼对哪种光更敏感。

最终，经过两年多的研究，我们从大量的实验数据中对上面的两个问题提出了自己的见解。我们还从这些数据中，得出了视觉生理的一些新发现。

同学们，你们看，科学研究就是这么有趣，当然这个过程也很辛苦，不过，当我们从这个艰苦的研究过程中有所收获时，那种巨大的喜悦感和成就感是什么都无法替代的。这也许就是科学家的幸福吧！

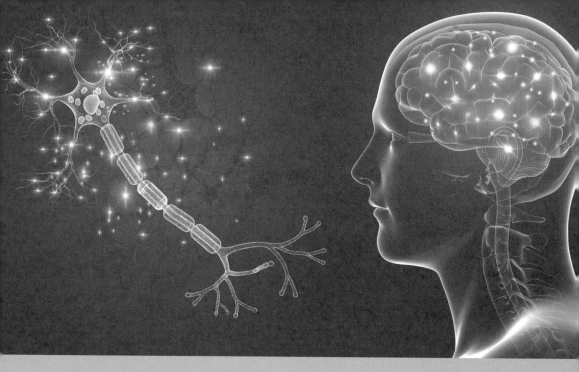

脑和神经细胞，图的左边显示了一个神经细胞的模式

（图片来源：视觉中国）

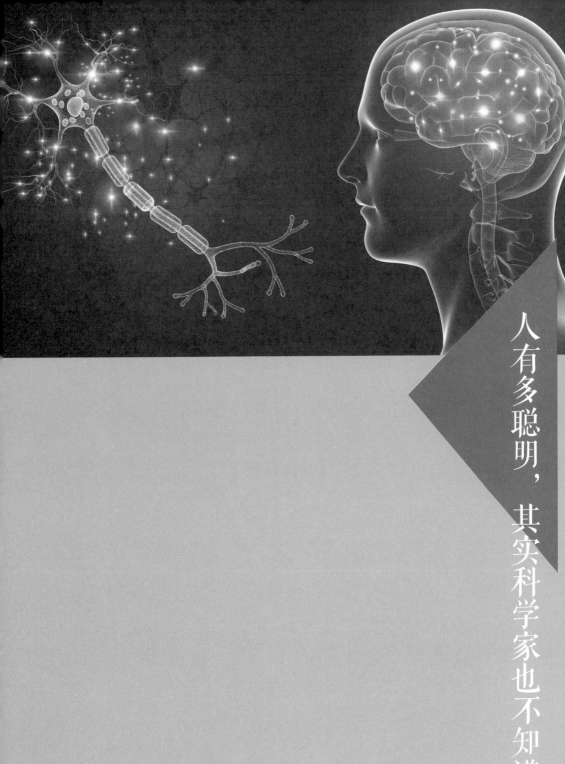

人有多聪明，其实科学家也不知道

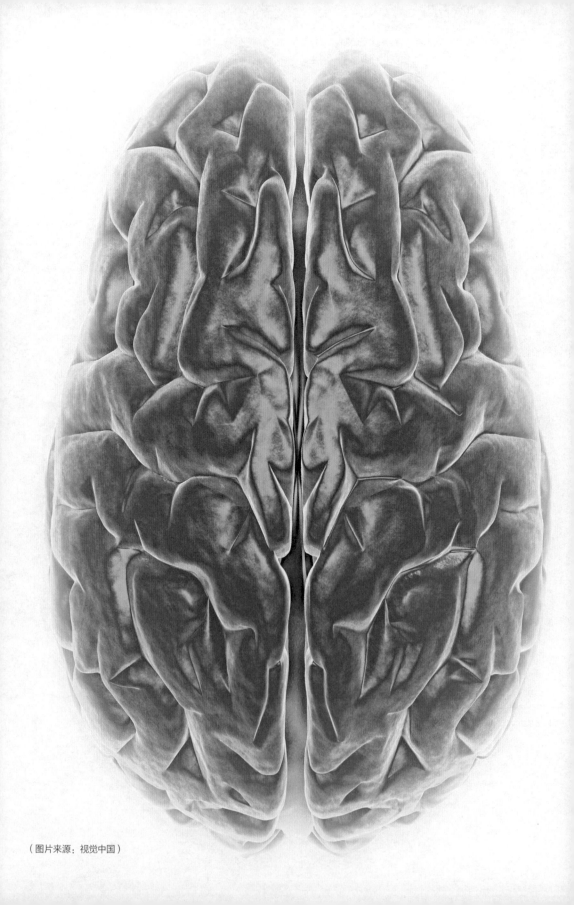

探索大脑的奥秘，就是把一个秘密搞清楚了，发现下面隐藏着一个更深的秘密，所以，探索大脑的秘密是一条无穷无尽的道路！

面对小学生的麻辣问题，大科学家说得最多的是"I don't know"。

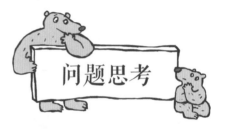

问题思考

大脑的结构是怎样的？

大脑中不同的结构分别有着怎样的功能？

结构精密的大脑是怎么发育而来的呢？

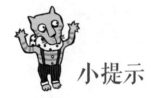

小提示

在阅读本章内容前，同学们可以先思考一下上面的问题。这些问题在你们读完本章后，是否能回答？ 如果读完本章后，你们对其他相关的问题也有兴趣的话，还可以继续上网查询相关知识。

杨雄里：

同学们，我先来问你们一个问题，网球运动员挥拍击球的速度是多少，你们知道吗？

学生：

不知道。

学生：

网球运动员击球时的速度能达到每小时 100 多公里，大满贯选手费德勒正手挥拍击球的速度能达到每小时 121 公里左右。

学生：

哇！

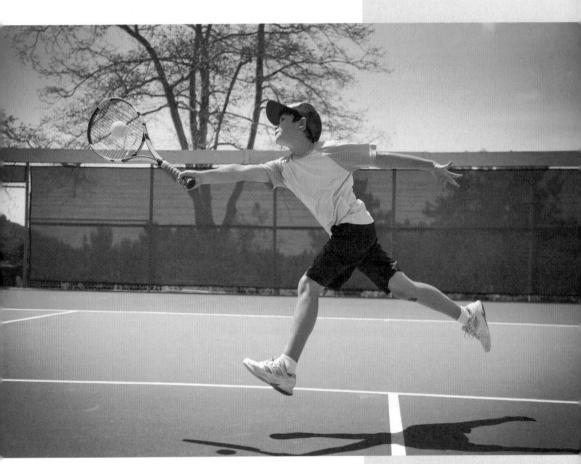

网球运动员挥拍击球
（图片来源：视觉中国）

认识人类的大脑

要和费德勒这样的网球高手比赛，首先需要接住他打过来的时速高达 100 多公里的网球。这就是说，网球运动员必须极其迅速地判断网球的运动路径，把握住击球位置，然后大力回击，把球打到对手的薄弱位置。那么，指挥运动员完成这一连串动作的是什么？就是他们的大脑！

人类的大脑能在一瞬间完成判断，下达动作指令，这种对复杂事件的判断和敏捷反应的能力，是 10 台超级计算机也无法做到的。

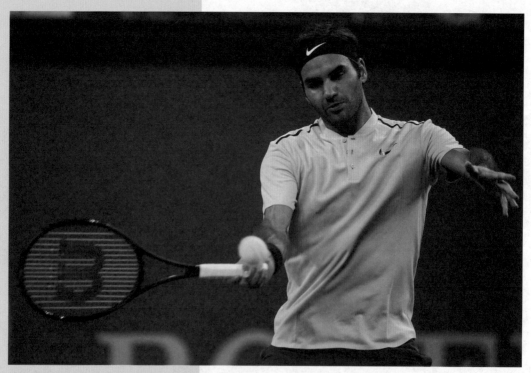

费德勒挥拍击球
（图片来源：视觉中国）

22

大脑可以说是自然界里最复杂的系统，探索脑的奥秘是现代自然科学面临的重大挑战之一。我们每天都会不断地接触新鲜事物、接受新的挑战，在进行这些活动时我们都会动用大脑，但是大脑到底是如何运作的，我们却知之甚少，更不用说能够有意识地去"改造"大脑了。

　　所以完整地认识大脑是我们的首要任务，只有认识它、了解它，才谈得上优化、完善和开发我们的大脑。本章就先为同学们简要介绍现在已知的大脑结构。

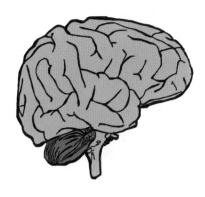

大脑的结构

　　科学家把哺乳动物的神经系统分为中枢神经系统（CNS）与外周神经系统（PNS）两个部分。

　　脑和脊髓组成了中枢神经系统，这两部分都被骨骼所包被，而大脑位于颅骨腔内。脑和脊髓以外的神经系统则被统称为外周神经系统，可分为两部分：躯体外周神经系统以及内脏外周神经系统。躯体外周神经系统主要控制肌肉收缩，因此支配皮肤、关节和骨骼肌的脊神经均属于这一部分，内脏外周神经系统则主要支配内脏器官、血管和身体中腺体的活动。

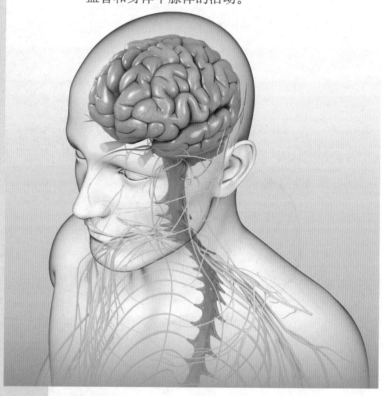

脑和脊髓组成了中枢神经系统

（图片来源：视觉中国）

哺乳动物的脑具有许多共同特点：都有大脑皮层，只是大小有别；也都有丘脑和边缘系统，而中脑普遍较小——相对于爬行类动物以中脑为主的脑结构来说，大脑皮层和丘脑已经接管了中

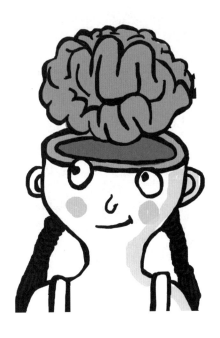

脑的很多功能，因而导致中脑萎缩。

大脑是神经系统的总司令部，也是脊椎动物身体中最为复杂的一个器官。传统解剖学定义哺乳动物的脑由三部分组成：大脑、小脑和脑干，这三者在行使功能时各司其职、相辅相成。

人的大脑是脑中最大的部分，占脑总重量的85%。大脑的结构严密而精巧，从外观上看，它由左、右两个大致对称的半球构成。两个半球的外层就是大脑皮层。

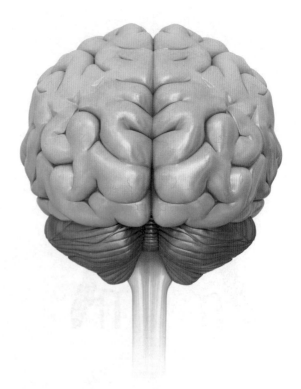

人脑的模型，人脑由左右两个大致对称的半球构成
（图片来源：视觉中国）

人类大脑皮层从胚胎时期就开始发育，并且不断扩展。大脑皮层的表面有众多隆起——称为回，还有一些凹槽——称为沟或裂。这种独特结构是因为颅腔的空间有限，而大脑表层在发育过程中又不断扩大，皮层起皱缩起来，形成沟、回。这种由沟、回划分的大脑皮层各部分用叶（lobe）来命名，可以将大脑分为额叶、顶叶、枕叶和颞

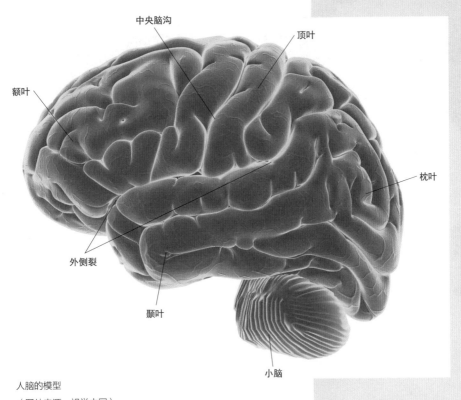

中央脑沟

顶叶

额叶

枕叶

外侧裂

颞叶

小脑

人脑的模型

（图片来源：视觉中国）

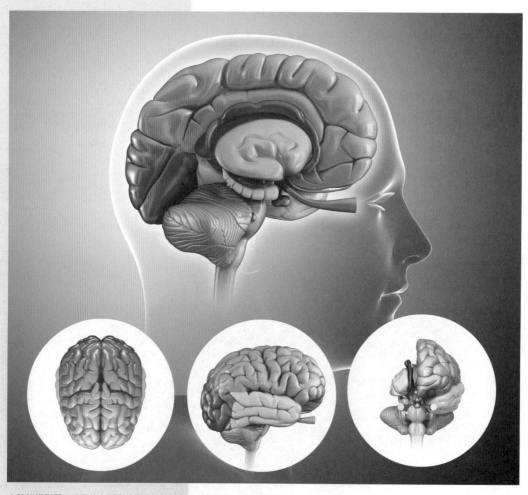

人脑的模型图。下面从左到右依次是脑的俯视图、侧视图、冠状视图

（图片来源：视觉中国）

叶等几个部分，分别实施不同的功能。

"横看成岭侧成峰，远近高低各不同"，脑的全貌究竟如何，我们还要从不同的角度去观察了解，才能得到脑的"全面观"。

通常我们从三个方向来解析脑的全貌。

在左边的图中，我们仔细观察左下角的图，想象一下，这是从什么角度看到的大脑呢？我们假定将脑组织沿着与地面水平的方向切开，这样可以让我们看到解剖体的上下方位，在解剖学上将这种切面称为水平切面。从这种切面上方可以看到，脑背侧主要被大脑表面沟回所覆盖。

左图下方中间的图，是从什么角度看到的大脑呢？我们假定将脑沿着脑中线切开，此时脑被分成左右两半大致对称的组织，脑内部的一些脑区就能够清晰完整地显现出来了。我们将这种可看到解剖体左右方位的切面称为矢状切面。

为了看到解剖体的前后方位，同时垂直于水平面与矢状切面，将脑分为前后两部分，这时候看到的是脑的冠状视图，如左图下方右下角的图。

复杂的脑是怎样发育形成呢?

"罗马不是一天建成的!"以人脑为例,脑发育过程相较于其他器官而言更复杂多变。在这个过程中,脑会接收到各式各样复杂的外界信息,使各个脑区的功能更臻完善,以应对变化莫测的外界环境。

在胎儿期,脑中神经元的数量增加,神经元之间的联系也不断增强,在出生时已形成脑的雏形,然而即使在这个时期,脑的结构也会受到外

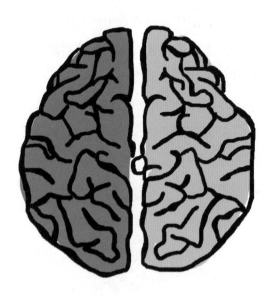

界因素的影响。

在出生后的一段时间内，脑发育存在一个所谓的关键期，在这个"关键期"，环境因素会导致脑的功能发生非常剧烈的变化。例如，学习语言的关键期通常为2-8岁。大家都知道，小孩子学说话特别快，有时甚至是一天一个样，其原因就在于在关键期内，脑的可塑性特别强。而如果孩子出生后就生活在一个隔离的环境中，那说话就会很困难，在极端的情况下，甚至连话也不会说。随着人的年龄增长，脑在相当长一段时间内仍然维持着高度的可塑性。一直到成年期，脑的结构才处于稳定状态，但是脑结构和组织仍然是可以塑造的。到了老年期，一般来说，脑的结构和功能出现衰退，表现为口齿不清、记忆力衰退、反应能力下降、行为的自控能力变差等等。但大脑的衰退程度因人而异，有些老年人即使到了80多岁高龄的时候，依然思维敏锐、语言表达清晰明了。

学生：

杨爷爷，我想问天才的大脑结构和正常人群有什么区别？

 杨雄里：

　　天才我相信是有的，但是我们绝大多数人都不能说是天才。我们一般人之间智力的差异，是可以通过后天的努力加以弥补的。那么天才的大脑跟一般人的大脑有没有什么不一样？大家公认爱因斯坦是一个真正的天才，如果问我最崇拜哪一位科学家的话，我的回答就是爱因斯坦。爱因斯坦去世后，他的大脑被保存起来了，科学家对他的大脑结构进行了研究，确实发现他的大脑结构跟常人有所不同，比如他有的沟回跟我们常人不一样。也有科学家的研究表明，爱因斯坦的大脑里面有一种细胞——我们把它叫作胶质细胞，比常人的比例要来得高。但是问题在于，是不是爱因斯坦比我们聪明就是因为脑的这种结构上的差异呢？科学家们回答不了这个问题，我也回答不了。

32

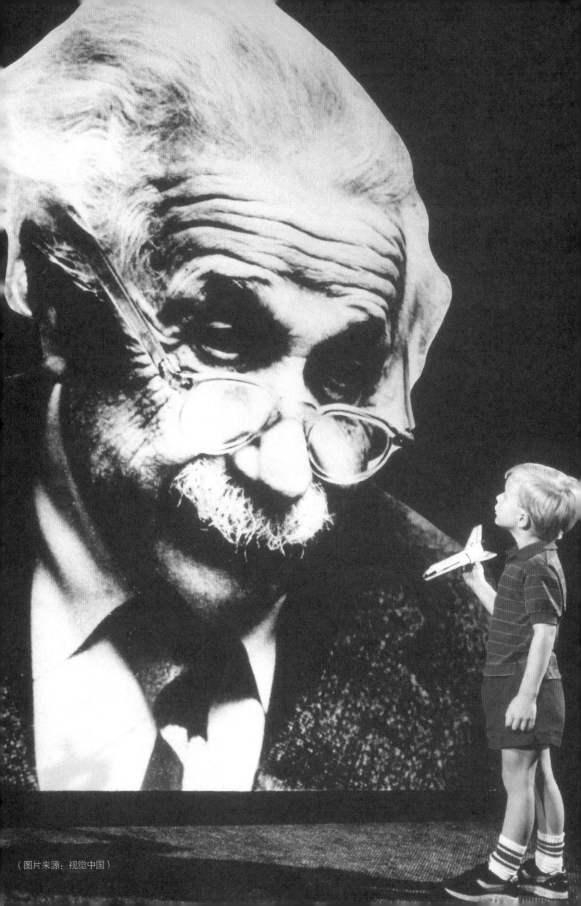

学生：

科学家是怎么了解大脑的功能的？

科学家怎么探测大脑的奥秘呢？

同学们，你们肯定生过病吧。你发烧了，医院的护士会用体温计给你测体温，在手指上戳一针，用仪器来分析你的血液，医生可以根据以上种种检查的结果来诊断出是什么引起了发烧。又比如，你打球的时候不小心摔了一跤，脚踝肿了，你觉得很痛，赶紧到医院看医生。医生并不能立刻判断到底是什么原因引起了脚踝肿，是骨裂了？软组织挫伤了？他会叫你去拍片，通过拍出来的片子来判断病情。

同样，对于大脑这么精密的组织，科学家怎么认识各个部分的功能的？如果一个人大脑功能出现了问题，医生又该怎么去诊断呢？

科学就是要用事实说话。科学家必须要用科学的手段和科学的数据来研究和解释大脑的功能。困难之处在于，大脑是一个极其复杂的系统，它的复杂度可以和宇宙相媲美。

成年人大脑的重量只有 1300−1400 克，其中却存在着上千亿个神经细胞（神经元），在神经元之间又有着千丝万缕的联系。神经元之间的特殊连接点称为突触，突触总数多达 10^{14}−10^{15} 个。由于我们面对的是一个如此复杂的神经网络，因此直到今天为止，对于大脑内各种神经元突触连接形成后产生的生理活动及其机制，我们仍然知之有限。当然，应该说，在过去的几十年间，脑科学的研究在宏观和微观尺度上均有了十分巨大的发展和进步。在宏观尺度上，以 fMRI（功能性磁共振成像）为核心，研究特定脑区怎样实施特定的脑功能，而在微观尺度上，则落实到单细胞、基因等分子水平上对大脑功能的研究。

虽然完全地解读大脑的奥秘看起来是一项"不可能完成的任务"，但是随着科技的进步与发展，目前已经有许多功能强大的仪器设备和技术手段能够很好地帮助我们了解未知的大脑。在这里我将着重讲解几种已经被熟练掌握和临床运用的大脑"探测仪"。

在微观方面，科学家们探测神经系统的工作原理的主要手段如下：

研究神经细胞及突触的形态、结构和包含物质的技术

如果先用特别的染色剂对脑组织进行染色，然后用显微镜进行观察，可以看清染色的神经细胞的形状和彼此之间是如何连接起来的。但是要看清楚神经细胞和突触的精细结构，非借助电子显微镜技术不可。现在已经研发出多种相关技术，可按研究的目的加以选择。此外，神经细胞内含有多种微量物质（如化学分子，激素等），在实施不同的功能时，它们会不断发生变化。科学家已拥有多种检测这些物质的手段和工具。

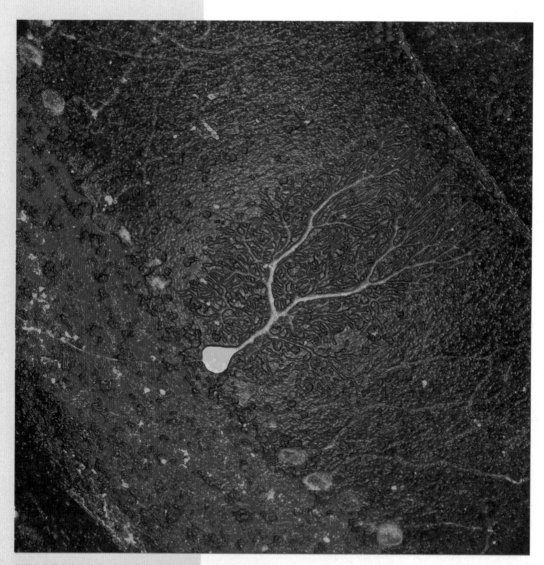

利用免疫荧光染色技术，在显微镜下显示的小脑中浦肯野氏神经元

（图片来源：视觉中国）

检测神经细胞活动的电生理技术

神经细胞在活动时产生生物电，分析单个神经细胞产生的生物电信号是阐明神经细胞活动规律的强有力手段。在活体的标本上，这种生物电信息可以用尖端极细（<0.1 微米）的玻璃微小电极进行记录，电极可置于细胞的外面，也可以将电极刺入细胞内。此外，还可以用特殊的所谓"膜片钳"技术，研究神经细胞膜上离子通道的活动情况；而用多极阵列技术将微电极阵列埋入动物大脑，则可以同时研究成百上千个神经细胞的活动。

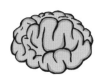

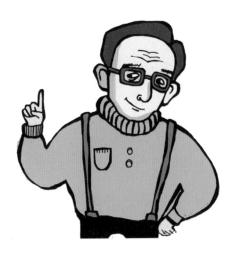

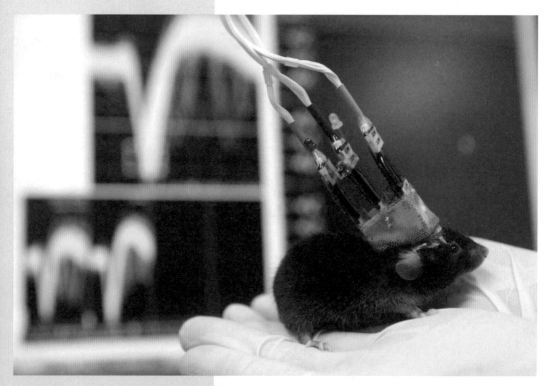

华东师范大学脑功能基因组学教育部重点实验室的研究人员用一只老鼠做实验。老鼠大脑被接上微电极阵列装置，用来采集老鼠大脑神经细胞的电信号，并用电脑对数据进行分析
（图片来源：视觉中国）

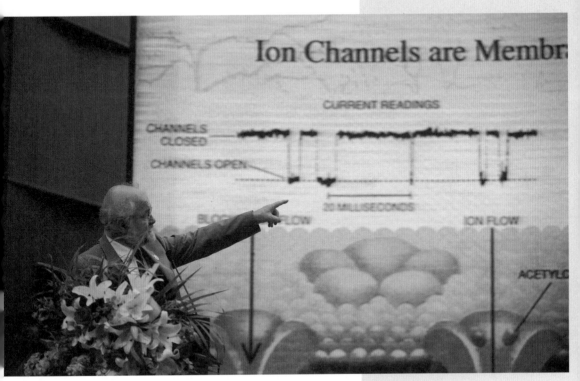

诺贝尔生理学或医学奖获得者、膜片钳技术发明者之一、德国生物物理学家厄温·内尔（Erwin Neher）在讲解膜片钳技术（图片来源：视觉中国）

在宏观方面，科学家们探测大脑功能的主要手段如下：

广泛应用的分析技术——脑电图（EEG）

通过精密的电子仪器，用放置在脑部的电极可以获取脑细胞群自发的、或诱发的规律性的电活动（脑电波），相应的记录即称为脑电图。

用脑电图来分析大脑是否发生了病变是一种传统的手段。19世纪末，英国医生就在动物身上观察到了脑电波。有一位名叫贝格（Hans Berger）的医生尝试用一种电流计来测量人的大脑电活动。在进行了大量记录后，他发现，人在思考问题和休息睡眠时，会产生不同的脑电波。他还特别记录了癫痫病人发作时的脑电图，这种脑电图和正常脑组织活动的波形完全不同。一个多世纪来，脑电图记录和分析技术取得了巨大的进展，已成为医生对脑部疾病进行辅助诊断的重要工具。

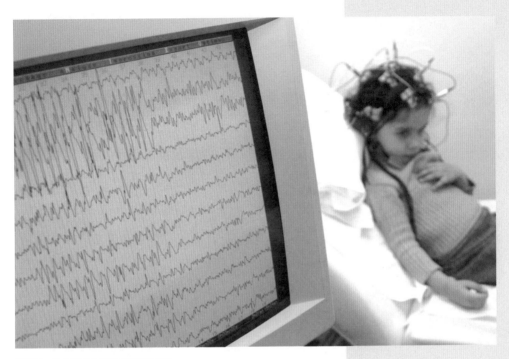

正在对一位生病的小姑娘做脑电图测试
（图片来源：视觉中国）

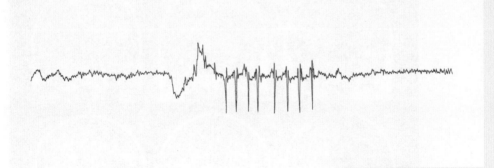

EEG 记录的大脑电活动，显示了小型癫痫发作期间的脑电波图形
（图片来源：视觉中国）

脑成像技术——核磁共振成像技术（MRI）

从物理学家发现核磁共振这一物理现象，到1984年前后核磁共振仪投入医学使用，经历了差不多100年的时间。迄今为止，已有5次诺贝尔奖授予十余位在核磁共振及成像研究上做出贡献的科学家，可见此项技术是多么不同凡响。

应用核磁共振成像技术，能在不引起创伤的情况下取得人体各种器官的大量信息。在计算机的帮助下，能绘出所检测的器官横断面、矢状面、冠状面的图像，对疾病的诊断起到了重要作用。当核磁共振成像技术用于探测大脑时，可以清晰地显示出大脑的结构组成，并且能在不引起损伤的情况下对大脑活动进行定位或分析。目前，脑梗塞、脑肿瘤、炎症、脑外伤等都可用核磁共振成像术来进行判断。

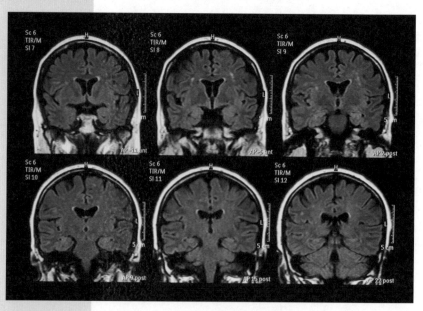

MRI 成像图

（图片来源：视觉中国）

42

功能性磁共振成像（fMRI）技术

这项技术可通过测量血液的氧含量，精确地监测大脑的活动。

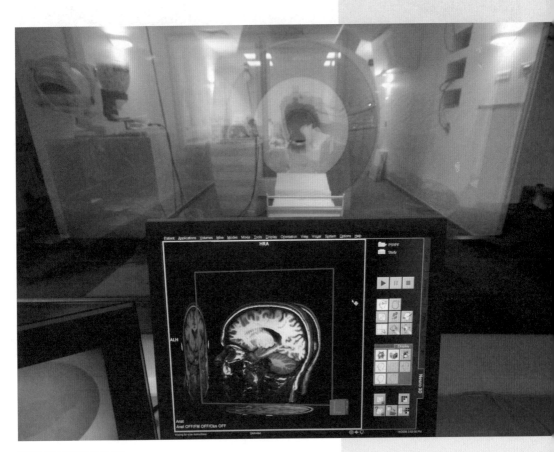

精确监测大脑活动的 fMRI

（图片来源：视觉中国）

正电子发射X射线断层扫描术（PET）

利用放射性示踪剂，测量大脑神经细胞的能量消耗，通过断层扫描，可精确地了解大脑各区域不同截面上的结构和活动状况，以及其在病理情况下发生的变化。

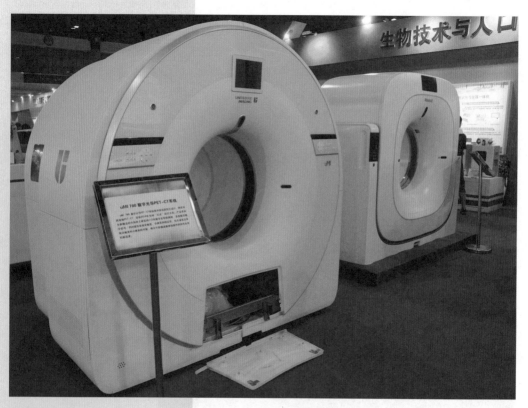

北京高科技成果展示会上展出的PET-CT系统
（图片来源：视觉中国）

脑磁图（MEG）

通过测量大脑磁场分析大脑活动。

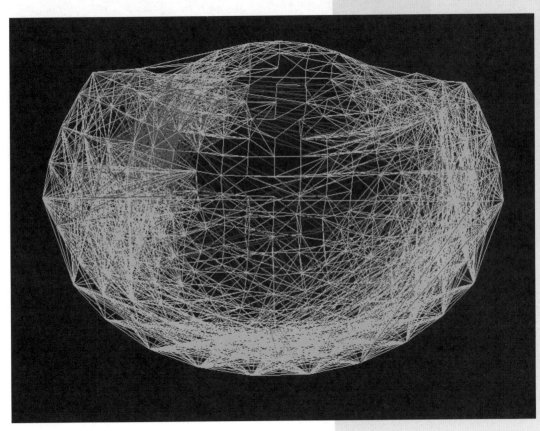

人脑的脑磁图（MEG）图像

（图片来源：视觉中国）

聚焦热点

绘制大脑图谱

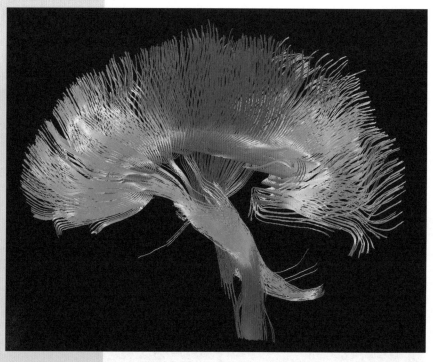

大脑连接图谱
（图片来源：视觉中国）

前面已经说到，大脑是一个由海量神经细胞通过突触连接起来的极复杂的网络，这是大脑之所以能实现形形色色的功能的结构基础。为了了解一个网络的功能，我们必须要知道组成网络的单元，以及各单元之间的相互连接。因此，绘制大脑的众多神经元之间连接的图谱是一项意义重大的任务。另一方面，大脑的不同区域实施着不同的功能，例如枕叶是管视觉的，颞叶是管听觉的，这些区域如何划分也至关重要。

就像航海出行前需要一张准确而又完整的航

海线路图,要想清楚地认识人脑就必须有一张"脑图谱"。

同学们会很好奇,科学家是怎样绘制大脑图谱的?由于人脑过于复杂,科学家们最初是从简单的动物模型入手,以后拓展到啮齿类动物（小鼠和大鼠）,最近已开始绘制人类大脑连接图谱。绘制大脑图谱的传统技术之一是,把大脑组织切成薄片,并用特殊的荧光染料使神经元发出荧光,之后应用电子显微镜对这些切片进行观测,并拍摄照片。电子显微镜配有极复杂的计算机系统,将通过扫描每张切片,得到各种神经细胞的形态、特性等数据,收集起来,并加以合成。同学们可以想象,用这样的方法绘制大脑图谱,既费时,又费力,且费用昂贵。我们是否能寻找更简便、有效的方法呢?

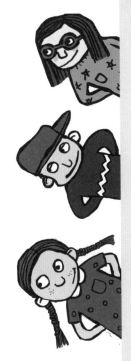

美国纽约一个实验室的研究人员另辟蹊径，研发了一种"单个神经元连接的条形码编码技术"。大家都很熟悉条形码，在商场里往往用条形码表示商品的名称、价格，而每个神经元也像商场中的商品一样有各自的条形码，即其独特的DNA。科学家们正是应用了这个特点，把各种神经元区分开来。科学家又进一步应用经过改造的无害的病毒，使它携带一个神经元的条形码信息，这个信息可通过突触传递到与它连接的另一个神经元中。如果把一个特定的神经元中的所有条形码拼接成单条DNA，再用基因测序技术分析这个拼成的DNA，就能得到每一个神经元所形成的全部连接。这实在是一种极聪明的奇思妙想。

近几年来，世界各国对绘制大脑图谱的研究可谓是风起云涌，中国科学家也在这场激烈的竞争中大显身手。可以预料，一旦完善的大脑图谱问世，整个脑科学的面貌将焕然一新。

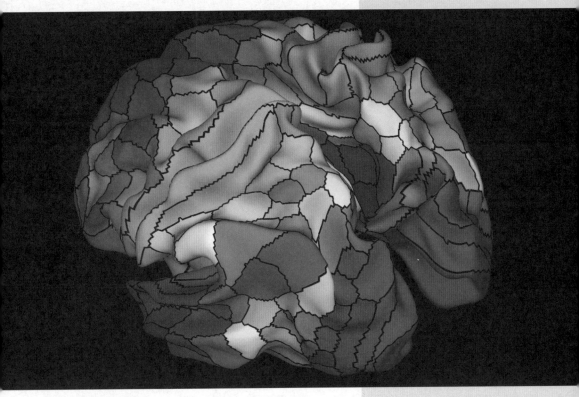

人类脑左右两个半球的脑皮层被划分为 180 个独立的脑区模型（Nature, July 26,2016）

目前，神经科学家们已经详细地绘制出脑中负责高级脑功能（例如认知、语言和记忆）相应脑区的脑图谱。

（图片来源：视觉中国）

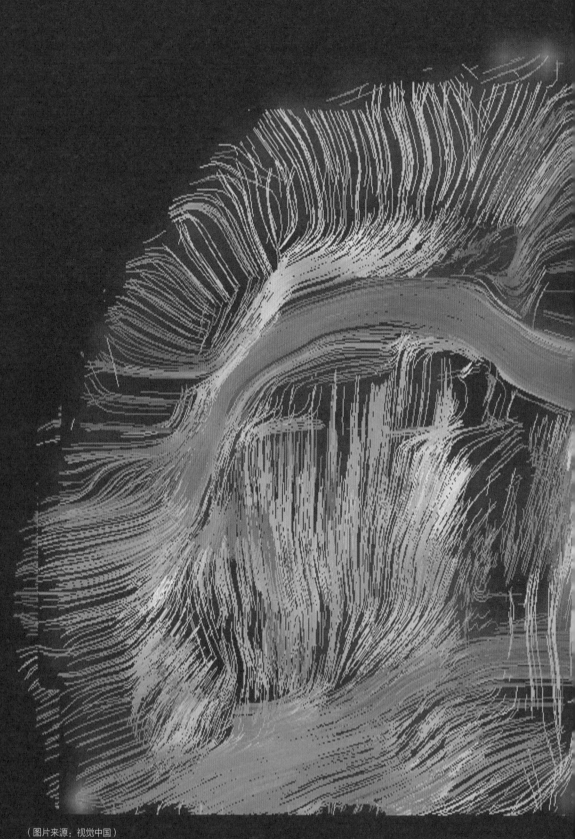

（图片来源：视觉中国）

脑和记忆的关系，说不清也道不尽

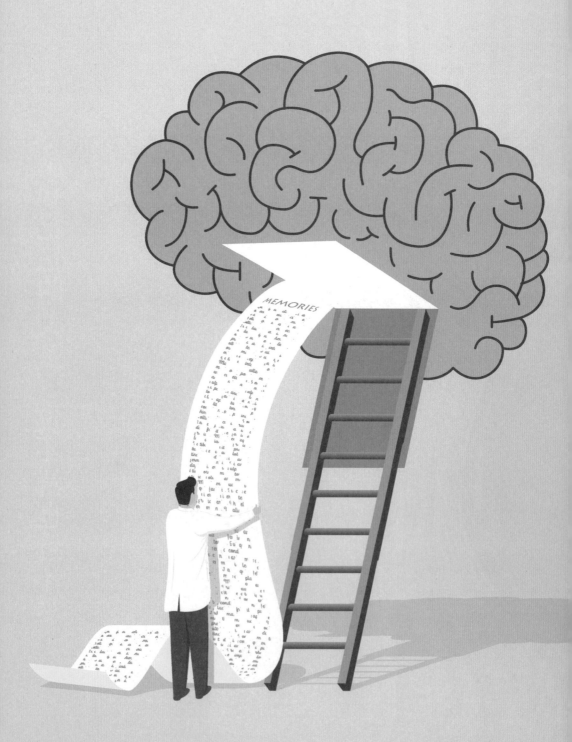

（图片来源：视觉中国）

有 些鱼类的记忆只有短暂的几秒钟，而人类的记忆有时候可以保持几十年，是否是记忆存储能力的差异造就了智慧的人类？记忆是"刻骨铭心"还是在我们大脑中刻下深深的"烙印"？是什么决定了我们记忆的长短？有关大脑和记忆的奥秘说不清也道不尽。面对接踵而来的问题，脑科学家是怎样回答的呢？

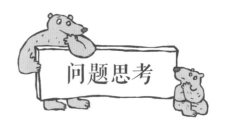

问题思考

记忆究竟是什么？

我们的记忆有哪些类型？

记忆是如何形成的？

大脑中如何将记忆编码、巩固、存储和提取？

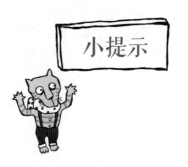

小提示

在阅读本章内容前，同学们可以先思考一下这些问题。这些问题在你们读完本章后，是否能回答。如果读完本章后，你们对这些问题还有兴趣的话，可以上网查询相关知识。

学生：

真的有人有过目不忘的本领吗？

 杨雄里：

有的人有，但是杨雄里没有这种能力。

 学生：

记忆好是不是天生的？

 杨雄里：

记忆能力有部分是天生的，有部分通过后天的训练可以改善。

"神秘"的记忆

记忆是什么？记忆存贮在大脑的什么地方？这是研究记忆的基本问题。虽然对这些问题科学家有所了解，但要给出准确答案，我想，在目前恐怕是比较困难的。

对大多数人而言，记忆并不是什么神秘的存在。刚才同学们七嘴八舌地提问，说明大家对记忆能做什么都有所体会。每个人都能背下熟悉的电话号码，记住身边人的名字，都会背乘法表、背单词、背课文，这些都是每天可能发生在每个人身上的事情，一点不奇怪。只是，生活中有些人记忆力特别好，这一点倒是很让人向往。"过目不忘"这个成语就是用来形容这类记忆力出众的人。

雨人

谁有"过目不忘"的能力呢？有一部有名的电影《雨人》（Rain Man），讲述的就是一位有着惊人记忆力的"天才"——雷蒙的故事。雷蒙的记忆力惊人，有"过目不忘"的本事。他可以准确地报出飞行史上所有重大空难发生的航班班次、时间、地点、原因。他扫一眼落在餐厅地板上的牙签，就能报出准确的数字。他也能记得电话簿上任意一个读过的电话号码。他的大脑简直像计算机。这是电影塑造的虚拟人物吗？不是！电影里的"雨人"——雷蒙，是根据真实人物的故事来改编的。

"雨人"的原型是美国的一位传奇人物，他叫金·皮克（Kim Peek），生前他住在美国犹他州盐湖城。他是一位自闭症患者，生活能力很差，连吃饭、穿衣这样简单的事情都不能独自完成，也难于跟人正常沟通。然而，他拥有超常的记忆力，精通从历史、文学、地理到数学、体育、音乐等15门学科，媒体甚至称他能一字不漏背诵至少9000本书的内容。他的父亲法兰说："他能记得98%读过的东西，就好像是把数据下载到硬盘中一样——只是他这台'电脑'从不会系统崩溃。"

当人们知道他就是电影里"雨人"的原型后，不断邀请他和他的父亲前往各地去演讲，这样，更多的人知道了皮克的才华，也更了解自闭症这种病症。皮克惊人的记忆力还引起了美国太空总

署 (NASA) 的兴趣, NASA 的专家想研究皮克的大脑,
探索他惊人记忆力的原因。

　　不幸的是, 2009 年 12 月 9 日, 皮克因突发心
脏病辞世。纵观他的传奇人生, 世人为他感到幸运,
因为他的父母给了他深深的爱, 终于让他有机会
将他的博闻和惊人记忆力展示给大众, 让他可以
走出自闭症的黑暗世界去拥抱更多的人。

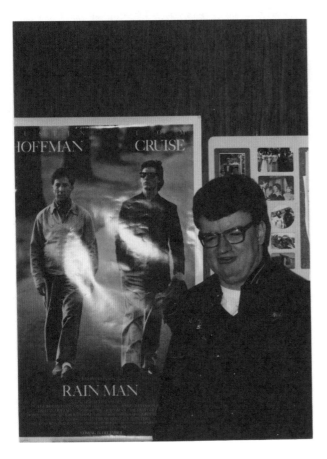

电影《雨人》的原型
（图片来源：视觉中国）

记忆的基本问题

"小时候妈妈对我讲，大海就是我故乡……"这首耳熟能详的歌曲总能勾起我们对童年的回忆，"第一次得大红奖状、第一次参加国旗下讲话、第一次考了一百分……"那些令我们印象深刻的记忆似乎永远都不会"褪色"。

我们不禁要问，记忆是怎样形成的？这种记忆储存在大脑的哪些部位，我们的大脑又是如何调取记忆的？那些难忘的片段是如何从多种复杂的记忆中被大脑筛选出来的？

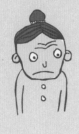
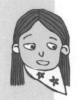
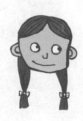
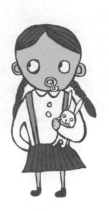

记忆是什么

记忆是什么？这是一个很复杂的问题，一时

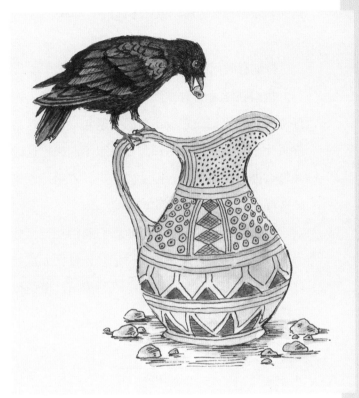

乌鸦喝水
（图片来源：视觉中国）

半会儿说不清楚，不过，我们可以先来看一幅图片。

我想，就算你们以前没见过这张图片，但图片描述的故事是不是一下子就想起来了。对了，就是你们在小学语文课本里读过的故事——《乌鸦喝水》。

记忆有着"心灵仓库"的美称，是我们每个人宝贵的财富，它参与塑造自我，让我们"对过去事物有印象"。它是自我的记录者，在需要回忆的时候，记忆似乎就存在那里。但记忆有时候又像个调皮的孩子，它会欺骗你，因为记忆并不总是那样准确、客观。正因为其复杂性，对于记忆的本质是什么，科学家还不能准确回答。

按储存时间的长短对记忆分类

我们在学习的时候经常会有这样的体验，一首诗歌往往能记住它最出名的那两句，但是这首诗叫什么名字，谁写的却怎么也想不起来，这时候怎么办？掏出手机，网上查一查，"哦，原来是这首诗啊！"一下子都想起来了。

按储存时间的长短，科学家们通常把记忆分为瞬时记忆、短时记忆和长时记忆。根据大脑处理信息的特点，科学家提出了以下简单易懂的记忆模式图。

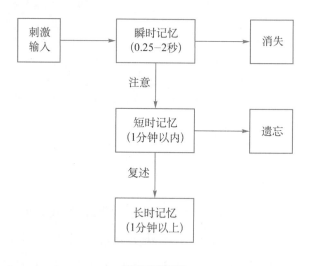

简易记忆模式图

瞬时记忆

我们的大脑接收到外界的刺激，在极短的时间内（不到 1 秒）做出反应，但如果不是特别注意，这类记忆转瞬即逝。我们把这类记忆称为瞬时记忆。

瞬时记忆非常短暂，一晃而过，只有几秒钟时间。比如，当你在一个很吵闹的环境里（如在闹哄哄的食堂里，或在嘈杂的马路上），周围是各种声音，这时突然有人提到你的名字，你会一下子转向声音传来的那个方向。其实，那些背景里的声音你一直都在接收，但没有进入你的意识。只有叫你名字的这个声音，立刻被你瞬间接收到，瞬间引起注意。

短时记忆

有一类信息会引起大脑短暂的注意，大脑关注这类信息，可能是因为这类信息跟你随后的思维活动有关。来玩玩下面这个小游戏。

分别在 1 分钟内记忆下列两组符号：

1. 49FK

2. 37WR5B

这两组符号杂乱无章，完全无规律可循，通常我们不会去关注它。但有种情况，我们肯定会马上记住这类数字。比如：很多网站在登录时，会弹出类似的验证码让我们输入，这时我们一般看上一眼，就会记住它，不太费劲地完成登录。但过了一会儿，刚才登录时输入的数字或字母就想不起来了。这类记忆存在的时间也比较短暂，通常在一分钟以内。短时记忆可以在较短的时间内处理很多信息，但它被遗忘速度也很快。

长时记忆

短时记忆所处理的一部分信息，因反复复述、重复使用而存储的时间更为长久，有的甚至是终身。比如，银行卡的密码、重要的人的生日，或者过去发生的某件事情，发生的时间、地点，参与的人，都历历在目，经久不忘。还有一些技能，我们一旦学会，终身不忘，比如骑自行车，一旦学会，哪怕很长时间不骑车，但只要一握住自行车的把手，就能熟练地骑行。似乎大脑对这类信息的提取和使用是无意识的，好像一旦掌握就永久存放一样。当然，大脑为什么会这样处理信息，其生理机制是什么，这是脑科学当下研究的热点之一。

记忆的存取

记忆被储存在哪里了？我们常说"铭记于心"，但现在我们都知道，记忆是跟大脑相关的，可是它到底是跟大脑的哪些部分相关呢？

我们先来看这样一个故事吧。

记忆只有20秒的人

——神经科学史上著名的病人

亨利·古斯塔·莫莱森（Henry Gustav Molaison）大约是神经科学史上最著名的病人之一了。他为神经科学作出了卓越的贡献，这并不是因为他的学术成就，而是因为他是一位重要的被试者。

从现有的文献记叙中可以读到他的故事。莫莱森小时候遇到一次严重的车祸，导致他患上了严重的癫痫。到了27岁的时候，癫痫发作的频率和程度已经严重影响了他的生活，当时一位著名的神经外科医生为了减轻他的癫痫症状，决定为他做一次脑部手术，取出他的部分病变脑组织——海马回①（Hippocampus）以及海马回周围的部分（内侧颞叶）。手术后，莫莱森的癫痫症状确实减轻了，但手术带来的另一个可怕的副作用就是，他再也无法形成新的记忆，也就是说，莫莱森患上了严重的失忆症，生活对他来说，每一天都是新的。他无法记住打过招呼的人的名字，他一遍又一遍重复讲同样的笑话。当时的神经科学家发现这样的情况后，纷纷来研究他，他的好脾气和随和的态度，使他成为著名的病人。

尽管莫莱森无法形成新的记忆，但庆幸的是，手术前发生的事情，他仍然能记住。所以，科学家们以他作为测试对象，发表了一些重要的论文，取得关于记忆的若干重要见解。

① 脑的这一部分形状与海马——一种海洋动物很相似，故而得名。

63

2008 年年底，莫莱森去世。他去世后的一年，他的大脑组织被制作成 2000 多个切片，整个切片制作的过程在网络上直播，引起很大的反响。

莫莱森，这位只有 20 秒记忆的人，却在神经科学史上留下了令人难忘的传奇。

记忆是如何储存——转移——提取的？脑科学家根据图书馆存取图书的特点，把记忆分成以下几个阶段：

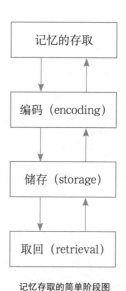

记忆存取的简单阶段图

我们的大脑就好比一座图书馆，记忆内容就好比图书。记忆进入大脑后，大脑会给记忆编码，就像图书馆工作人员给图书贴上分类标签一样。然后，大脑把记忆存放在一定区域里，就好像分类编码的图书分放到不同的书架上，方便需要时找回。在大脑工作的时候，存储起来的记忆进入工作区，参与意识活动，这就是大脑"取回"存储的记忆。

像前面故事里的莫莱森，他是一位脑损伤的病人，他的大脑组织受伤，记忆存储过程受到影响，导致新的记忆无法存放，当然也谈不上取回，成了记忆只有 20 秒的人。

脑科学家在对莫莱森这个病例的研究中发现，大脑里的海马区以及海马旁区（内侧颞叶部位）和记忆的形成密切相关，但并非是存储记忆，已形成的长期记忆应当是分布在脑皮层各分区当中。脑科学家们普遍认同：记忆这个过程涉及到很多复杂的机制，大脑各部分的通力合作，才最终实现记忆的所有环节。

聚焦争论

超忆是怎么回事

学生：

> 您认为超忆是怎么回事？

杨雄里：

部分人有超常的记忆力，有些人从他的智商来讲，可能比较低，但是他在记忆力方面的表现可能非常惊人。这里面的奥秘，现在科学家们还不清楚，可能是他的脑的结构有些不一样的地方。例如上面提到的有超强记忆的金·皮克，科学家用功能磁共振技术对他的大脑进行了检测，发现他的大脑结构确实与众不同，最显著的差别是，他的大脑中并不存在连接左右半球的胼胝体，而正常人都有这种结构。但是即使发现这种差别，我们也无法断定他的超强记忆就是因为这种结构上的差异。

记忆是和我们生活紧密相连的话题，是我们不可缺少的认知功能的基础。有时候，我们也搞不清楚，什么是经验，什么是记忆，但我们会记住特殊的人和事，相对应的，我们也会忘记一些重要的人或事。比如，我们看到一张照片，觉得照片上的人在哪里见过，但就是想不起他的名字。在考试时，我们经常会有这样的体验："啊，我记得这个单词是在课本上第几页第几行出现的，但就是记不起这个单词是如何拼写的！"为什么会有这样的体验呢？

我们一定有这样的经验：有的人记忆力特别强。他们会宣称自己通过一系列的方法来训练自己的记忆力。同学们大概会很羡慕有这样超强记忆力的人。那么这种超强的记忆力确实是通过训练能获得的吗？是不是所有人都能够通过一定的训练获得超强的记忆力呢？

我相信同学们对这些问题的答案非常地关注，因为有超强的记忆力对学习来说太有帮助了。训练记忆力有些方法肯定是行之有效的，例如，反复朗读、背诵，肯定有助于记忆力的提高，其原因可能是由于这样的训练加强了相关神经元之间的连接强度。但是有些方法虽然可能对有些人有效，但道理并不清楚。例如，在学生时代，我自学英语时，就曾尝试强迫自己在 1 分钟内强记 20 个英语单词，以锻炼自己的记忆力，效果十分显著，但我自己也说不清楚这是什么道理。总之，记忆能力的强弱有遗传因素（天生的），也有后天训练、学习的因素，这两方面的因素都因人而异。脑科学尚无法解释其中蕴涵的秘密。

　　同学们，关于记忆的知识，如果你们感兴趣的话，可以自己找相关图书来阅读。甚至，有些帮助记忆的方法你们也可以来尝试一下，看看到底有没有用！不动笔墨不读书，来试试吧。在下面的方框里，把对自己有帮助的记忆力训练法写一写。

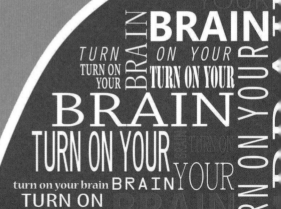

大脑与生命体的关系，还有待进一步研究探索

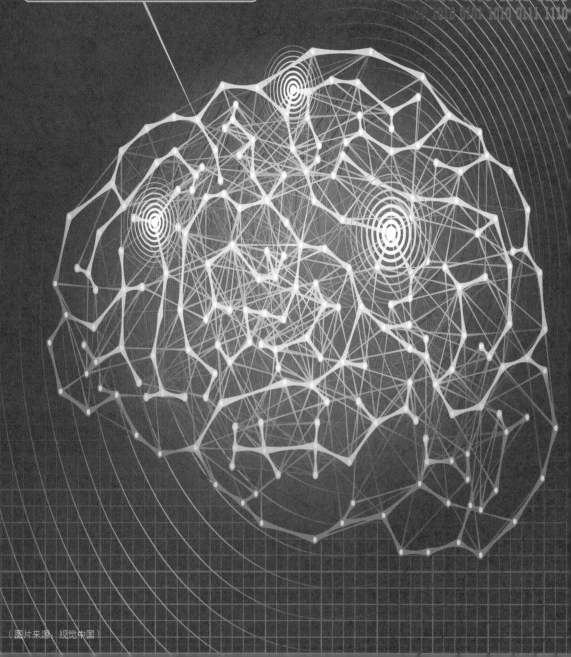

1010 1000   0100 0110
0100 1010 1010   1010
0111 0100 0111   1010 1000 1010
1000 0100 1010   0110 0110
1010 1010 1000   0111 0100 1010
0111 0100   1010 1000 1010

大脑的潜力到底有多大？人的聪明程度跟大脑神经系统发育有关吗？人的智力水平是由什么决定的呢？这些问题，科学家并不能给出确切的答案，还等着大家一起去研究探索。

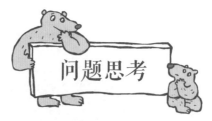

问题思考

人的聪明是否与大脑神经系统有关？人的智商由什么决定？是什么造就了低智特才人群？

大脑的开发会到怎样的程度？我们的记忆是否会充满大脑的"磁盘"？

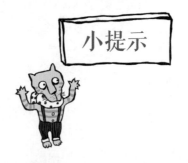

小提示

在阅读本章内容前，同学们可以先思考一下这些问题。这些问题在你们读完本章后，是否能回答。如果读完本章后，你对这些问题还有兴趣的话，可以上网查询相关知识。

大脑和智商

我们日常所说的智商（IQ），定义为一个人的认知程度与其年龄相符程度。我们的智商并不是一成不变的，因为大脑具有可塑性，即大脑结构和功能有随环境和刺激的改变而变化的特性。只要我们抓紧成长过程中的黄金期，智商是可以不断提高的。再说，智商也会因研究领域的不同而各异，因此智商绝不是衡量聪明程度的唯一指标。从神经科学的角度讲，智力是一种认知功能的建立过程：在大脑中开始谋划一件事情，把自己的注意力集中在最为紧急和重要的事情上，再到最终去完成一项使命性的任务，并取得成功。

智商的高低其实并不能决定一个人是否会取得成功，智商高也并不意味着各方面能力超群。例如我国著名的数学家陈景润，他在数学方面的造诣很少有人能与之媲美，但在日常生活方面，他却是一个"低能儿"。在美国历史上成为总统的人也并不都是智慧超群，例如小布什和林肯均无超群的知识储备。知识上的缺憾可以通过后天努力进行弥补。

我们也注意到，有些低智商甚至是智力障碍的人，在某些方面却天赋异禀。舟舟就是一个很经典的案例，他患有先天性的智障，生于1978年

学生：

请问天才的大脑结构和正常人群的有什么区别？

学生：

以前在书上看到过，有些人在摔了一跤后，或者人脑受到某些冲击后，在某个方面变成了天才，比如说钢琴弹得特别好，或者数学特别好，请问您能解释一下这个现象吗？

的他智力只有几岁小孩的水平。但他却对音乐有很强的敏感性，甚至能指挥国际著名的乐团演奏经典名曲，这是"低智特才综合征"的经典案例。对于像舟舟这种"低智"人群，在缺失了大部分对外界事物敏感的情况下，能够拥有"音乐直觉"，无疑是一种惊人的表现。

"低智特才综合征"的典型案例——舟舟在指挥演奏

（图片来源：视觉中国）

另一个极端的人群就是如爱因斯坦般特别聪明的真正的天才。但是，他的成功同样不仅仅是因为天生的高智商，更多的也是由于对物理有着超人的"直觉"。他对探索性科学的兴趣在很大程度上一直鼓舞着他矢志追求真理，从不怕失败。小的时候，爱因斯坦的成绩并不如我们想象的那样优秀，他经常会想出一些奇奇怪怪的问题，小小年纪就显示和他同龄的其他小朋友截然不同的思考方式。例如，一次手工课上，当老师讲解了如何计算一张纸的厚度之后，又作进一步引申，问道："如果将纸张折叠 30 次之后会有多高呢？"小爱因斯坦根据之前老师讲到的计算方法，深思之后得出了看起来"可笑"的答案："会有比阿尔卑斯山还要高的高度！"这与众不同的答案引来了班里同学们一阵哄笑。但是从爱因斯坦的这一答案，老师明白这位小天才有多么出类拔萃！因为假如这张纸厚度为 0.1 毫米，折叠 30 次后的纸张厚度为 0.1×2^{30} 毫米，计算下来，这个高度远高于世界上任何一座山峰！

无论是舟舟那样患有"低智特才综合征"的人群，还是像爱因斯坦一样的绝顶天才，他们的大脑结构多多少少会有和常人不同的构造，在某种程度上造就了时代天才，在科学上又应该如何解释这种现象呢？

在我作讲演的时候，经常有听众问，我们目前脑功能只开发了 20%–30%（也有人说 7%），问我持什么意见。对这样的问题，我常常反问："说是只开发了 20%–30% 脑功能，那么，谁能告诉我，脑功能开发到 100% 是怎样一种情况？"此时会场一片寂静。我接着说道："既然我们不知道 100% 是怎样的情况，我们又怎能说我们目前只开发了 20%–30% 的脑功能呢？"我想，对这一问题的一问一答反映了我们对面临问题的思考，有时要另辟蹊径，深入到问题的本质，否则就会钻进牛角尖，陷于无谓的争论中。确实，在科学上没有人能告诉我们脑功能开发到 100% 将会是怎样一种情况。对每一个个体来说，在某一特定的时间，脑功能是有限的，将其量化也并非一定就不可能，但从长远角度看，从人类群体而言，脑功能的开发又可以说是无限的。因此在我看来，"脑功能开发到百分之几"是一个伪问题，并非是一个科学的问题。

网瘾能戒断吗？

这个问题，在10年之前我就曾经被《新民晚报》的记者问过一回。我觉得存在这种可能性，但是这种可能性很小。为什么说可能性很小呢？因为网瘾或成瘾都跟记忆有关，你要用手术来消除网瘾的话，就可能会影响正常的记忆。这样就不可能达到我们原定的目的。不过，最近有一种新的技术手段叫作经颅磁刺激治疗技术(TMS)，警方开始尝试用这种技术对酗酒成瘾、吸毒人员进行干预治疗。

经颅磁刺激治疗技术

学生：

能不能通过手术来戒掉赌瘾或者网瘾？

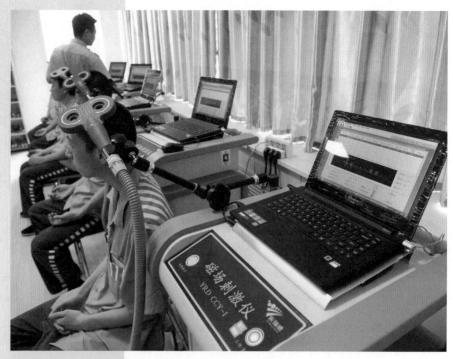
利用TMS技术来治疗酗酒成瘾
（图片来源：视觉中国）

76

经颅磁刺激顾名思义就是使用可以穿过颅骨的磁脉冲来直接刺激大脑的神经元，并且进一步通过改变磁信号的频率，使得神经元产生不同的反应。

成瘾的机制

生活中那些我们不断重复、被自己大脑一次又一次强迫着，感觉很难戒掉的习惯，从医学角度来说就是一种"瘾"。现代科学研究表明，在我们脑中存在着一种所谓的奖赏系统，它会在我们完成某种"任务"时释放某种化学物质（如多巴胺），使我们产生快乐的感觉，这种感觉又驱使我们再去完成这种"任务"，从而产生很强的快感，这就是所谓"成瘾"。"成瘾"是非常顽固的。即使我们意识到烟瘾、酒瘾，以及药物成瘾严重危害生命健康，也很难摆脱"瘾"。目前还没有有效的方法完全戒断已经形成的"瘾"。但是，如果能够有效地控制，当毒品、游戏等容易上瘾的物质信息侵入大脑时，阻断这些"快乐"化学物质的作用，让成瘾者不再因为这些诱惑性的物质而感到快乐，在某种程度上也许能够帮助他们戒掉难以应对的"瘾"。

生病的大脑

同学们在学习的时候，会发现有些人特别聪明，或者有一目十行、过目不忘这样的本领？但是，我们也会发现，有那么一些孩子多动、注意力不集中、学习困难。

对同学们来说，"注意力不集中"、"好动"这些说法听得太多了，老师和家长批评孩子时经常用到这两个词语。其实，一般来说，多数孩子在课堂上注意力不集中、好动是一种正常的表现。正如我之前说到的，我在上小学时，上课经常走神、注意力不集中。

不过，有些孩子的多动可能是因为脑部某个区域出了问题。就像机体的其他器官一样，人的大脑也会生病。癫痫、自闭症（或称孤独症）、中风、帕金森病、老年痴呆症等都是大家耳熟能详的。以老年性痴呆为例，美国哈佛大学教授Wastman曾对这一病症作过一段生动的描述："每年有数十万的美国人开始记不得是否已经关掉家里的炉子或者已关上前门。他们开始讲不出熟悉事物的名称，难以找到正确表达的词汇……他们在3-10年内将失去理智后成为严重的痴呆者。他们将不会主动地思维，甚至不会照顾自己，终会卧床不起。"随着我国进入老龄社会，这种疾病的严重性更加凸显出来，科学家们殚精竭虑为攻克这种疾病而努力，但成效不显著。

近年来，对培养的脑组织的研究可望减轻复

学生：

我妈妈说我有多动症。

学生：

老师经常批评我注意力不集中。

杂的脑部疾病（包括老年性痴呆）给人们带来的痛苦。

例如，下图显示的是由美国俄亥俄州立大学

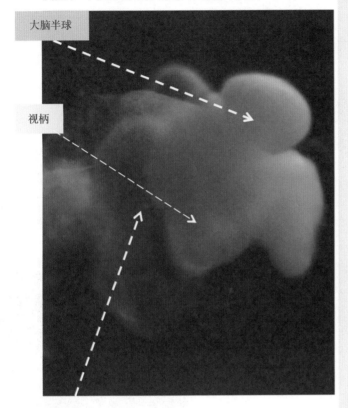

大脑半球

视柄

头曲

美国实验室中的微型大脑
（图片来源：视觉中国）

科学家培养的微型大脑，是由成人的皮肤细胞培育而来的。科学家表示，"它不仅看起来像是5周胎儿的大脑，并且它有胎儿大脑99%的基因表达能力，它和人脑的功能十分相似。"这个微型大脑给神经系统疾病研究带来了很大的帮助，甚至可以直接用它进行药物测试，从而大大加快研究速度。用这个微型大脑也建立了老年性痴呆的器官模型。这些成果对老年性痴呆病因分析、药物治疗都将起到重要的作用。

聚焦争论

"换头术"和 3D 打印视网膜神经系统

前段时间网上有个新闻很受热议，意大利一个医生提出了要做世界上首例"换头手术"，这个想法令人惊悚。新闻报道一出来，国内很多媒体都纷纷转播，新闻的内容是这样的：

俄罗斯人瓦列里·斯比利多诺夫（Valery Spiridonov）是一位程序员，他患有一种被称为"沃尼克－霍夫曼症"的脊髓肌肉萎缩疾病。这种遗传性疾病使他一直被困在轮椅上。

意大利的神经外科医生塞尔吉奥·卡纳韦罗（Sergio Canavero）一直希望能进行世界上第一次人类换头手术。卡纳韦罗和他的同事们相信，他们或许在 2017 年就能进行第一次人类头部移植手术。他们计划用电脉冲刺激刚刚死亡不久的尸体的神经

学生：

我在网上看到有一个报道，说一个俄罗斯人想要做换头术，我想问，这真的可以吗？

学生：

我也想问，如果一个人的视网膜神经坏了，他失明了，那能不能利用他的DNA，用 3D 打印技术重新为他打印一个视网膜神经系统？

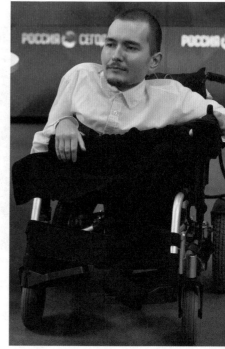

俄罗斯人瓦列里·斯比利多诺夫
（图片来源：视觉中国）

80

系统，来验证将某个人头部的脊髓部分连接到另一个人身体上的可能性。渴望站立起来的斯比利多诺夫自愿进行这样的换头术。

卡纳韦罗医生宣称要进行换头术后，引起了科学家们的深切关注。许多医生加入了相关的实验，在狗、猴子等动物身上进行了实验，其中中国医生任晓平也加入了其中。但能否在人身上进行换头手术，科学家们认为还需要等待时间。而在人身上进行换头手术，无疑还需要伦理上的考虑。

（摘自 2016 年 9 月 22 日新浪科技，作者：任天）

这一事件从 2015 年就陆续见诸新闻报道，这位医生组织了一个团队在做这方面的研究。我们怎么来看这则新闻？新闻里说的这个俄罗斯人，他的整个身体状况非常不好，他得的这个病，是种遗传病，自身基因出了问题。手术和药物都没法去治疗了，他干脆孤注一掷，把自己的头换到健康的躯体上。这个不幸的人有这样的意愿是可以理解的，但"换头术"不可行！

我之所以说"换头术"不可行，首先是因为哺乳动物中枢神经系统损伤后是不能再生修复的，连自体的都不可能。运动员桑兰在训练时损伤了脊髓造成了高位截瘫，至今未见恢复。当施行"换头术"时，头颅中的大脑固然可以通过手术与另一个人的脊髓连接起来，但二者不可能融合为一体，之间不可能有信息交流，因此一个人的大脑不可能通过另一人的脊髓去支配躯体的各种功能。退一万步，即使到了未来的某一天，中枢神经系统能再生（在可以预见的将来，这一天不可能到来），移植的大脑与另一身体的脊髓融成一体，也不宜进行"换头术"，因为这将产生伦理上的问题，把张三的头移植到李四的身上，那个合成的机体应该称为"张三"还是"李四"，或是"张四"呢？

至于视网膜损坏了，通过某种前沿技术重建一个新的视网膜神经系统代替，这种可能性是存在的。当然存在许多困难需要克服，特别是这个新建的系统和残存的系统之间如何融合起来，但在科学上，Nothing is impossible(没有什么是不可能的)。

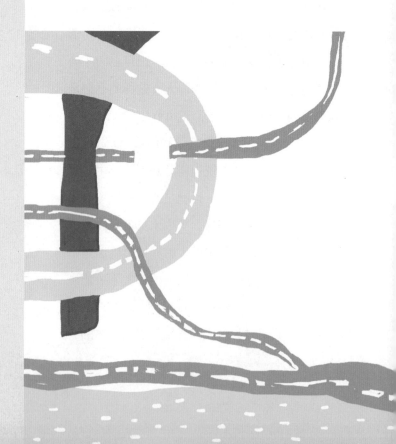

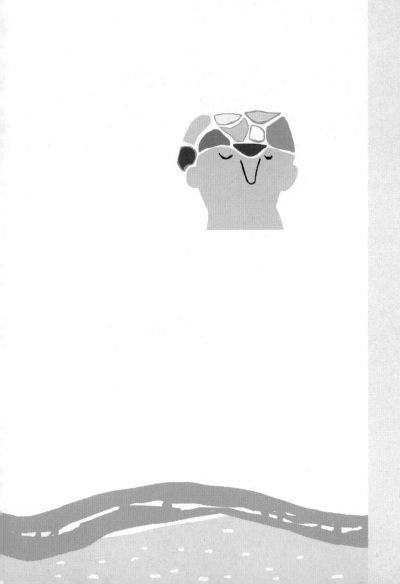

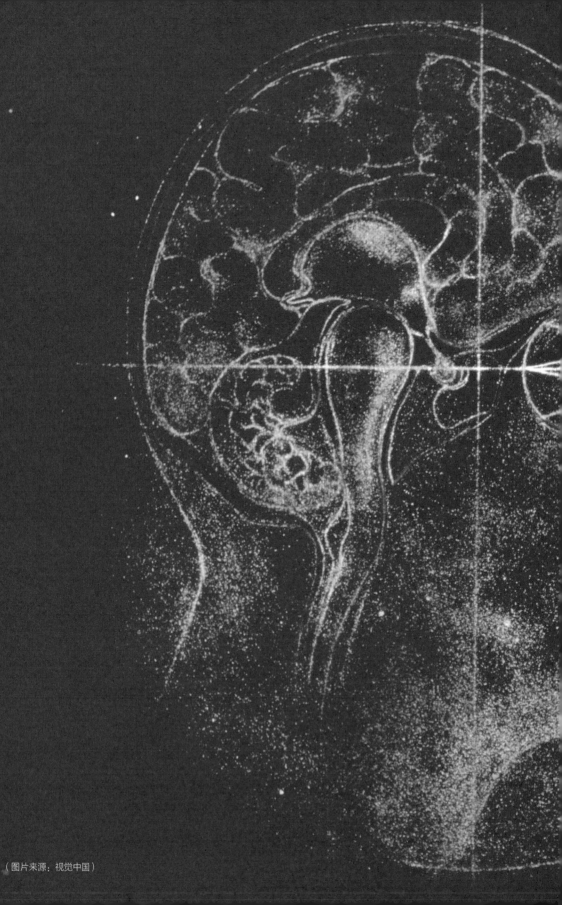

（图片来源：视觉中国）

人类对脑与神经系统的认知进阶之路

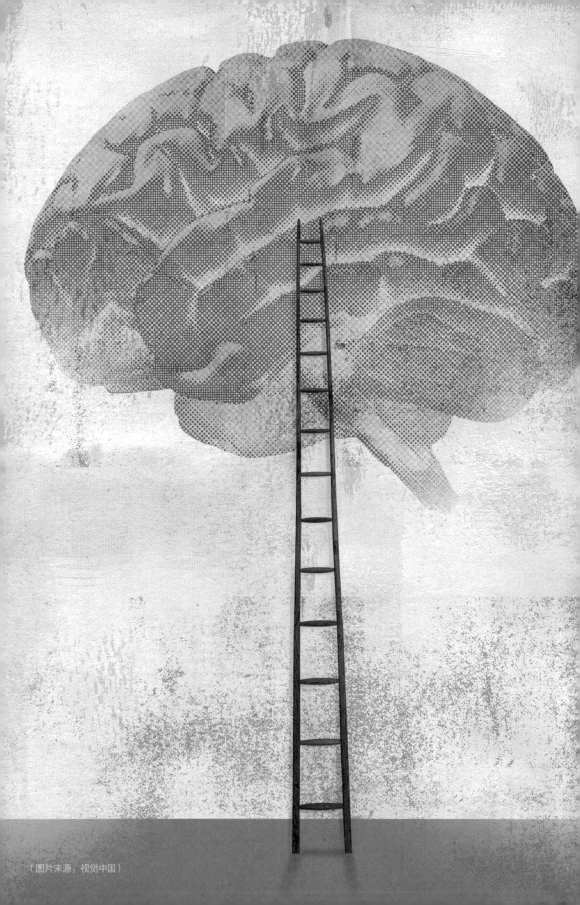

（图片来源：视觉中国）

尽管人类一直渴望了解脑，但是真正用科学的方法来研究脑还是近 200 年的事。研究充满艰辛和曲折，对脑高级认知功能（心智）的探究将是未来脑科学研究的重点。

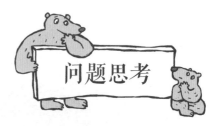

问题思考

早期神经科学家的研究成果有哪些？

脑科学的成就有哪些？

脑科学的明天将会是怎样的？

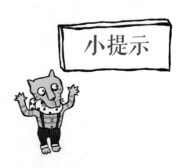

小提示

在阅读本章内容前，同学们可以先思考一下上面的问题。这些问题在你们读完本章后，是否能回答。如果读完本章后，你们对其他相关的问题也有兴趣的话，可以继续上网查询相关知识。

我们能感知，有思维；能学习，有情绪；能
言语，有意识，所有这一切全是因为我们有一个
无与伦比的大脑。当航天器早已搏击长空，潜水
器早已漫游深海；当DNA的双螺旋结构已经揭
示，人类基因组图谱已经绘制，人们自然会问，
我们对创造了这些伟大发明、杰出成就的人类大
脑究竟有多少了解呢?

　　在科学界，探索脑的奥秘通常被认为是人类
认识自然的"最后的疆域（last frontier）"。
现代脑科学的奠基人之一，西班牙科学家卡哈尔
（Cajal）就说过："只要大脑的奥秘尚未大白于
天下，宇宙将仍是一个谜。"

　　不过，对于人类而言，越是未知的领域，越
能激发人类探索的欲望，而人类对于揭秘神奇大
脑的渴望也是愈来愈强烈。

早期神经科学家的研究成果

从 17 世纪开始，科学家们利用解剖学的手段开始研究神经和脑，并取得了一些研究成果。到了 19 世纪，随着知识的积累，脑功能定位的概念和神经元理论的逐渐形成，为此后这门学科的发展奠定了基石。

针尖对麦芒——两位天才大师的过招

在 19 世纪的时候，神经科学还没有成为一门独立的学科。虽然那时候的科学家已经开始在微观水平上去研究神经细胞，但完整清晰地描绘出神经细胞的形态，是和两位天才人物分不开的：卡米洛·高尔基（Camillo Golgi）和圣地亚哥·拉蒙 - 卡哈尔（Santiago Ramóny Cajal）。

高尔基和他的染色法

意大利的医师，伟大的科学家、神经解剖学和病理学家卡米洛·高尔基（Camillo Golgi）是神经科学发展史上的一位重要人物。

1865 年，高尔基从帕维尔大学医学院毕业之后就进入圣马特奥医院当了一名医生，也就是从那个时候起他着力于研究与神经系统有关的疾病。由于当时普遍使用的细胞染色方法都不适用于神经组织，因此高尔基一直想要寻找一种染色剂可以将神经元的组成部分直观地展现出来。

1873 年高尔基报道了自己首创的专门用于神经细胞染色的铬酸盐－硝酸银染色法，这就是所谓的高尔基染色法，该方法一直被沿用至今。高尔基用这种方法将动物的部分神经细胞的形态清晰地展现了出来。此外，他还通过这种染色法发现了脑与脊髓的细微结构。这是人类第一次清楚地看到，神经元的结构原来如此复杂、精巧。这种染色法之后被广泛地应用于观察各种神经组织；正是借助了这种方法，人们第一次看到了完整的单一的神经元以及神经胶质细胞。

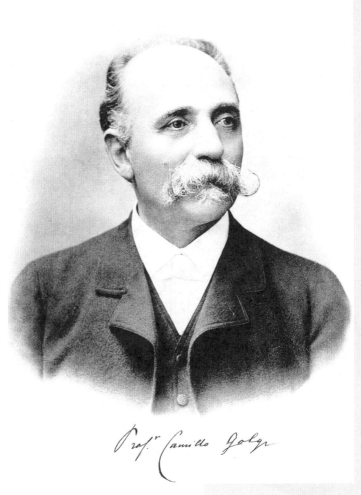

卡米洛·高尔基

（图片来源: https://commons.wikimedia.org/wiki/Category:Camillo_Golgi#/media/File:Camillo_Golgi.jpg）

那么显微镜下观察到的景象又怎样让更多的人看到呢？当时，科学家们另一个重大任务就是把他们在显微镜下看到的图像绘制出来。高尔基就亲手绘制了很多有关细胞结构的图片，其中"海马"是高尔基的名作，它向世人展现了这个特殊脑组织的精巧结构。这幅图在今天看来，不光是一幅神经组织的结构图，更堪称一幅美妙的艺术作品。

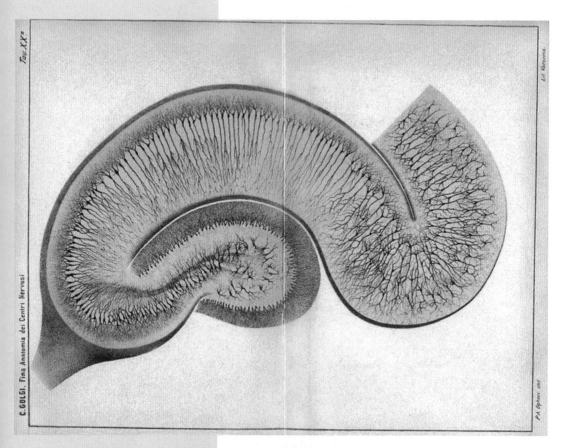

高尔基手绘的海马的精细结构，于 1885 年公开发表

（图片来源：https://commons.wikimedia.org/wiki/File:Golgi_1885_Plate_XX.JPG）

卡哈尔和神经元学说

还有一位天才是与高尔基同时期的西班牙神经科学家圣地亚哥·拉蒙－卡哈尔，他被后人尊为神经科学之父。他使用并改进了高尔基的实验方法，提出了具有开创性意义的科学理论——神经元学说。他认为脑是由细胞构成的，神经元是整个神经活动的最基本单位，它们之间并不直接接触，但有信号在其间传递。

卡哈尔也是一位天才的画家，他亲手绘制了"神经元"、"树突"等的形态特征，这对后世的影响非常大。卡哈尔留下了大量的绘图作品，这些图如同艺术品一样迷人，帮助了在成像技术还没发展起来的那个时期的科学家，使他们可以通过这些绘图，直观地了解到神经细胞的大致模样。

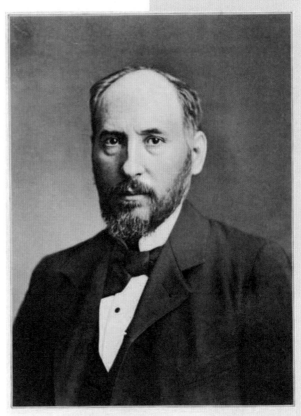

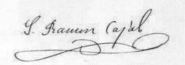

圣地亚哥·拉蒙－卡哈尔

（图片来源：https://commons.wikimedia.org/wiki/File:Cajal.PNG）

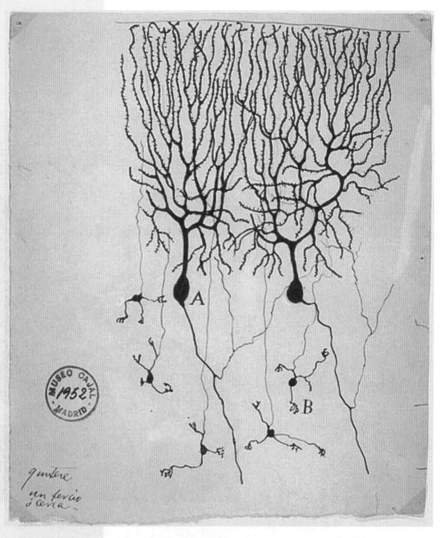

1899年卡哈尔绘制的来自鸽子小脑的神经细胞——浦肯野氏（Purkinje）细胞（A）和颗粒（granule）细胞（B）
（图片来源：https://commons.wikimedia.org/wiki/File:PurkinjeCell.jpg）

针锋相对的观点

1906年，卡米洛·高尔基和圣地亚哥·拉蒙－卡哈尔分享了诺贝尔生理学或医学奖。有趣的是，高尔基和卡哈尔在学术观点上完全是针锋相对的。当时，人们对神经系统的理解主要分为两大阵营，一派持网状学说观点，认为神经组织是单纯的网状结构，神经细胞并非独立的，这就好比人全身上下的血管彼此可以连通成一张网，而血管运输的血液就依靠着这张巨大的运输网络流动到人体各个位置。高尔基就是网状学说的坚定拥护者。

另一派学说支持神经元理论，认为神经元包含胞体、树突及轴突，神经元之间通过突触彼此连接。卡哈尔坚持神经系统中最小的功能单位应当是神经元，他是神经元学说的重要代表人物。由于当时的技术限制，两位科学家谁也说服不了谁。直到20世纪50年代，随着技术的进步，这个争论了许久的问题才尘埃落定。在电子显微镜下，我们清晰地观察到神经元的结构，看到神经细胞（神经元）之间并非连续的，而是相互分离的，神经元之间通过 "突触" 相互连接。

早期神经科学家对脑的研究，尽管艰难，但不乏有许多突破性的进展，他们除了从形态学入手外，也通过神经细胞生物电活动去研究神经系统和脑功能。进入20世纪60年代后，人类科学技术的进步让实验手段脱胎换骨，人们对脑和神

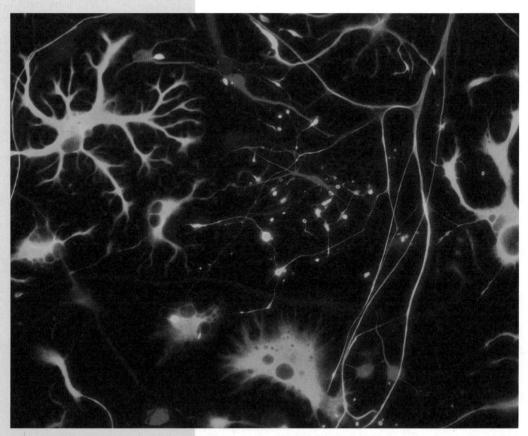

显微镜下的神经细胞

（图片来源：视觉中国）

经的研究水平也随之飞速发展，从细胞水平转向分子层面已经成为脑科学研究的新趋势。

脑科学改变人类的未来

脑机接口——让意念控制行为成为真实

 杨雄里：

> 我想问同学们，你们爱看科幻片吗？

 学生：

> 爱看。那种往一个人的大脑里插一个芯片就能让他变成另一个人，这在将来可能是真的吗？

 学生：

> 我看过一个电影《我的那个神啊》，里面的人跟外星人握手，就可以把记忆传过去。不知道这个可不可以成真的？

　　尽管还有许多脑的奥秘尚未被揭示，但是不少科学家运用天才的创造力，以他们出色的研究成果，为我们展示了不可思议的科学魅力。

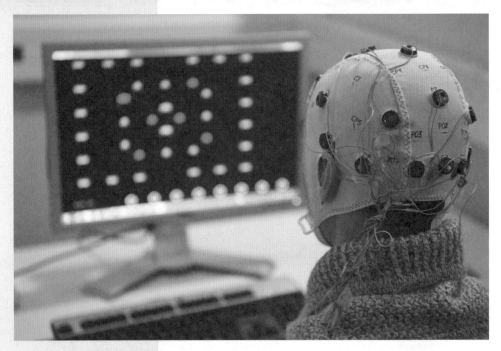

GIPSA 实验室的科研人员正在研究一种"脑机接口"的头套装置，实现用意念控制电脑。目前可以做到，研究人员仅通过分布在头套上的电极所收集大脑发出的信号，就能选择屏幕上的标志，而毋需更多指令。

（图片来源：视觉中国）

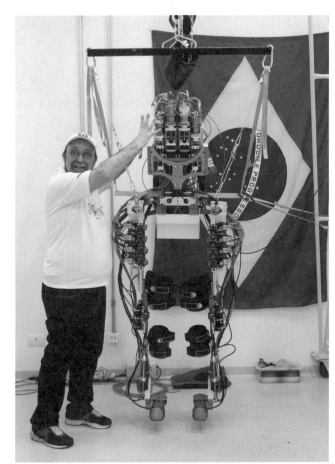

米格尔·尼古莱利斯（Miguel Nicolelis）和他的"超级战甲"

（图片来源：视觉中国）

看过 2014 年巴西世界杯足球赛开幕式的同学，也许都会记得那位名为平托的下肢瘫痪的男子，穿戴着由巴西科学家尼古莱利斯设计的"超级战甲"——脑控机械骨骼装置，成功地开球的激动人心的场面。通过这套装置（脑机接口），平托要踢球的意念翻译成机器的指令，使机械骨骼运动，执行了踢球的动作，这是意念控制行为的极好的例子。这位巴西科学家是提出人类可用脑所产生的电信号控制义肢的第一人，被美国科普杂志《科学美国人》评为全球最具影响力的 20 位科学家之一。脑机接口技术已广泛应用于神经系统功能修复的诸多领域，为瘫痪病人带来福音。

脑—脑接口——让人类的未来充满想象

同学们也许会问，既然大脑的想法能以电信号方式转换成数字信号被电脑识别，使机械装置实施与机体相似的行为反应，那么一个人的思想能否从一个大脑传递到另一个大脑呢？

这也就是说，我们常说的人与人之间的"心灵感应"是否确实存在呢？华盛顿大学科学家们的研究表明，人与人之间确实可以用思想直接交流，也就是说，心灵感应确实存在！他们所进行的一项实验的结果令人十分信服。一名受试者（A）戴了一顶与脑电图仪连接的帽子，只思考（不动手）如何玩一个简单的电脑游戏。在另一栋大楼里，另一名受试者（B）也戴着相似的"帽子"，但帽子里有一个能产生磁脉冲信号的线圈安置在其左侧大脑运动皮层（控制其右手运动的脑区）。当试者 A 决定移动自己的手指来发射游戏中的机关炮时，计算机将其大脑信号传输到 B，并激活其头上帽子里的线圈，产生磁脉冲，此时，B 的右手食指

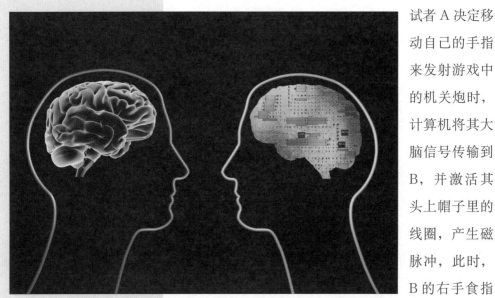

人工智能
（图片来源：视觉中国）

会不自觉地按下键盘上的开炮键！这样的脑—脑接口，使人类对未来充满想象。同学们，请你们想象一下，通过脑—脑接口传递思想，人类社会将会发生什么变化呢？

人工智能——潘多拉的魔盒释放的是"魔法"还是"魔鬼"？

从 iPhone 手机中首次推出 SIRI 功能至今，已经有太多人工智能的软件、程序、机器设备被一一开发出来。人工智能（Artificial Intelligence）已经成为 21 世纪又一个火爆的名词。为什么突然之间大家都将目光转向了 AI？甚至史蒂芬·霍金以及比尔·盖茨在内的多个业界大牛

都开始将自己研究的方向、研发新产品的目标或多或少"贴上"AI的标签?

2017年,围棋顶尖高手柯洁挑战AlphaGo,三局皆落败,赛后这位顶尖高手难过落泪。那一刻,人们对于人工智能的敬意和惧意都油然而生。

这场所谓的"人机大战",在很大程度上是人与人之间的智能对决。AlphaGo是一台机器,但它实质上是戴米斯·哈萨比斯(Demis Hassabis)及其团队借鉴脑的部分工作原理制造出来的。因此,说到底,柯洁所对阵的其实还是一群智力高超的科学家。不过,同学们有一点要特别注意的,AlphaGo借鉴了脑的工作原理,而脑由于是长期进化的结果,它有其特别出彩之处。1962年诺贝尔奖得主克里克(Francis Crick)曾提醒脑科学家:对于他们来说,须记住,"进化要比他自己高明得多"。这种借鉴脑的工作原理而研发的人工智能通常称为类脑智能,由此也可看到人的大脑有多么厉害!

AlphaGo的神话并没有持续太久,它败北的消息很快就不

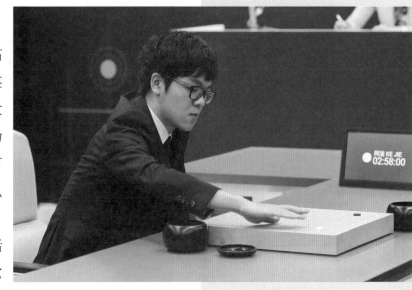

2017年,柯洁对战AlphaGo
（图片来源:视觉中国）

胫而走，这一次它是 0 ： 100 的比分输给对手，而这个更加"可怕"的新一届棋王不是别人，正是 DeepMind 研发出来的新一代人工智能 Alpha Zero！此时的 Alpha Zero 已经不再是停留在通过学习人类专业选手的技艺来提升自己的下棋技巧，他已经学会了自我对弈，并举一反三快速提高围棋水平，从而成为了"自己的老师"，让人瞠目结舌。

面对这么强大的对手"AI"，人类不禁思忖，

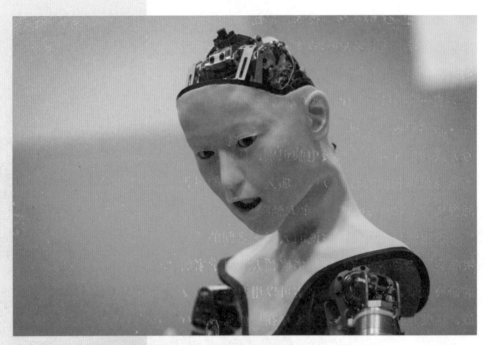

2016 年 8 月 6 日，日本研制的人形机器人"Alter"在东京日本科学未来馆展出。这台仿生机器人长了一张"人脸"，更为"恐怖"的是，借助搭载的神经网络系统，它可以冷不丁地动一下。Alter 全身搭载了 42 个气压传动装置，其大脑则是一台"中枢模式发生器"（CPG）。

（图片来源：视觉中国）

是不是有一天，我们终将被 AI 所替代，甚至被 AI 所淘汰？

人类打开的潘多拉魔盒所逸出的"魔鬼"——人工智能正在显示出巨大的魅力，它无疑将服务于人类。但在可以预见的将来，具有智力的机器人将不可避免融入人类社会，并在一定的意义上，成为社会的一员，这就会向人类提出前所未有的挑战。

我们必须从现在开始就考虑如何应对这种挑战，这包括如何使非人类机器智力的载体与现今世界的生态系统相顺应，如何限制机器智力可能表现的有害倾向，乃至如何缓和人类对面临这种挑战的过激反应等等。

著名的控制论专家 N．Wiener 在 70 年前就曾预言："未来的世界将是一场要求更高的斗争，以对抗我们智力的极限，而并非一张舒适的软吊床，我们能惬意地躺在那里等候我们的机器人奴仆的伺候。"

脑科学的明天

在对脑的结构和功能的探究中科学家们成果
迭出，收获颇多。特别是随着细胞生物学和分子
生物学的崛起，在细胞和分子层面对脑和神经系
统的研究，从 20 世纪 50 年代起一直占据着脑科
学的中心地位。可是，对于脑的高级功能，例如
感知、思维、情感、意识等，我们的认识还是非
常肤浅的，我们所了解的还只是冰山一角。

脑的高级功能（即精神活动，心智）无疑是
由大脑神经系统的活动（表现为各类神经细胞活
动的变化）所产生的，但是当大脑的活动升华为
精神活动时，会产生许多与物质世界运动不同的
现象、不同的特点、不同的规律，需要运用不同
的技术、不同的观点、不同的理论去进行研究。
同学们都知道，精神活动的一个特点是变幻莫测，
难以捉摸，例如，我们自己都会发现我们的思维
活动是不停地在变化的。我们经常使用的一句口
头禅："谁知道他（她）在想什么？"真实地反
映了对思维变幻不定的困惑。

同学们是否知道丰子恺先生？他是 20 世纪前
半期我国著名的漫画家、散文家。在童年时，我
曾经看过他画的一组漫画，说是在一个遥远的海
岛上，居住着一群襟怀坦白的人，这些人凡是在
想什么，就会在他们透明的胸膛中以图像的方式
呈现出来，使别人一目了然。这些漫画在我幼小
的心灵里留下了深刻的印象。但是在现实生活中

怎么可能发生类似的情况呢？科学家们至今没有任何技术可以客观地描绘某人真实的思维情况！对于做梦，情况也十分类似。梦境是变幻莫测的，在同样的外部条件下，我们几乎不可能做同样的梦。科学家现在能根据脑电的波形大致推断一名受试者是否在做梦，但是除了梦呓或受试者醒后的描述外，科学家并无任何技术手段能了解他是在做什么梦！

因此，迄今为止，曾为媒体大肆渲染的"读心"、"读梦"、"盗梦"，在可以预见的将来，都还只是科学幻想。脑科学确实取得了重大的进展，但我们对大脑高级活动的复杂性必须要有足够清醒的认识。这将是对人类智慧的极大挑战。科学家将研发新技术、新方法，探索新的思路，去解开其中的谜团。对"心智"的研究将成为 21 世纪脑科学的研究重点。

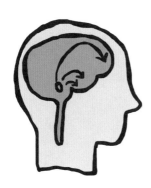

未结束语

以阐明脑和神经系统工作原理和运行机制为目标的脑科学（神经科学）在近些年掀起新的高潮。美国、欧盟、日本等相继推出了各自的脑计划。

鉴于脑科学在整个自然科学领域中的前沿地位和重要性，以及经济、社会发展对此的重大需求，中国神经科学家们以不遑多让的历史使命感，大力呼吁推出我国自己的脑计划，促进我国脑科学研究的跨越式发展。

我荣幸地参与了"中国脑计划"部分工作的筹划，为我国的"脑计划"呐喊助威。中国的脑计划有自己的特色，已在紧锣密鼓地筹备之中，可望不久就会公布实施。

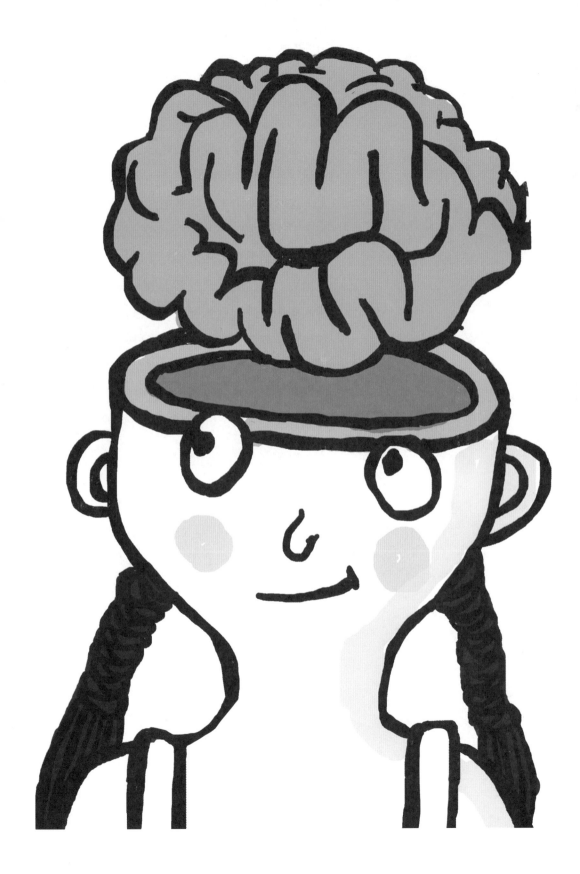

写在后面

　　亲爱的同学，很高兴通过这套"与中国院士对话"丛书与你相见！

　　这套书来自上海广播电台"小学生对话中国院士"节目。从一开始的三位院士受邀出席节目，慢慢增加到九位院士来参与节目，截止到本套丛书出版，已经有十几位院士加入到节目中。在每场活动中，院士就各自的专业领域深入浅出解析各种科学现象、提出观点或者讲故事。当然，他们更多的是与孩子们进行童言无忌的有趣对话。"小学生对话中国院士"节目带给所有小朋友意外和惊喜的同时，也给教育工作者带来更多的思考。

　　"小学生对话中国院士"节目的创意是由阿基米德的 CEO 海滨提出，这和节目主持人海波、秦畅的想法不谋而合。最初我们只是尝试让中国最顶尖的科学家和最天真不受限的孩子进行一次面对面的"交锋"，看看这两个年龄、阅历、知识储备都反差极大的群体，以完全自然、直接的方式展开"平等对话"的时候，会呈现怎样的情形。

所以，在我们的对话活动中，绝没有任何预演，也没有预设框架、限定提问范围。

你想得到吗？这样的设计，让小学生们热情爆棚，而院士们——很紧张！除了紧张，00后、10后小学生们的自信、见识，让院士们惊讶；孩子们面对院士，那种锲而不舍、执着追问，甚至据理力争的状态，都让院士们甚感欣慰。

当院士们回忆起自己的童年故事，引得孩子们一片惊呼、大笑的时候；当院士们弯腰侧耳，仔细倾听孩子们的童真提问时；当院士们看着孩子们的眼睛，坦率地回答"我不知道"时……我们真的有些感动。

每一场活动我们都力求邀请更多的学校参与其中，每一场活动结束后都会有更多的学校向我们发出邀请，希望这样的活动能够走进他们的校园。于是我们想，不如编撰这套丛书吧！

我们保留了部分院士和学生的对话实录，补充了现场没能来得及具体展开的专业名词解析，设计了一些互动游戏，也尽可能把每个相关行业目前国际上最前沿的信息和数据放入其中。我们希望，这套书不仅能说明白一些科学知识，更能反映中国目前科学研究领域的现状；不仅能牵着你的手，一起走入一座座科学探索的城堡，更能给你一副发现科学的望远镜。

特别希望看了这套书后，你也像现场的学生一样，脑袋里冒出很多很多的问题，那么欢迎你能来参加我们的活动。

收听参与方式：

1. 可以扫书中的二维码，来收听收看节目的音频和视频实况。

2. 下载阿基米德 APP，进入"海上畅谈"以及"科学魔方"社区。在这里，你不仅可以点播、收听、下载所有节目，还可以在社区里和我们随时互动！

丛书编写组

扫码进入：现场重现
（对话杨雄里院士现场声频和视频）

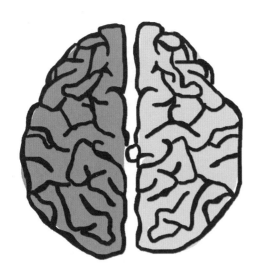

图书在版编目（CIP）数据

大脑奥秘知多少：脑科学初探 / 杨雄里等编写；张启明绘．
—上海：华东师范大学出版社，2018.
（与中国院士对话）
ISBN 978-7-5675-7777-0

Ⅰ.①大… Ⅱ.①杨… ②张… Ⅲ.①脑科学—少儿读物
Ⅳ.① R338.2-49

中国版本图书馆 CIP 数据核字（2018）第 108133 号

与中国院士对话

大脑奥秘知多少
脑科学初探

编　　写	杨雄里　闫蓉姗
	海　波　秦　畅
绘　　图	张启明
责任编辑	刘　佳
责任校对	陈　易
装帧设计	高　山　崔　楚

出版发行　华东师范大学出版社
社　　址　上海市中山北路 3663 号　邮编 200062
网　　址　www.ecnupress.com.cn
电　　话　021-60821666　行政传真 021-62572105
客服电话　021-62865537　门市（邮购）电话 021-62869887
地　　址　上海市中山北路 3663 号华东师范大学校内先锋路口
网　　店　http://hdsdcbs.tmall.com

印 刷 者　杭州日报报业集团盛元印务有限公司
开　　本　787×1092　16 开
插　　页　2
印　　张　8
字　　数　50 千字
版　　次　2018 年 8 月第 1 版
印　　次　2019 年 10 月第 2 次
书　　号　ISBN 978-7-5675-7777-0/Q·045
定　　价　48.00 元

出 版 人　王　焰